CHIARA GAMBERALE

Im Vater leib

ROMAN

Aus dem Italienischen von Verena von Koskull

TransferBibliothek
FolioVerlag

Für Vita,
wie alles.

Ein unreifes Wesen steht ständig
am Rand unvorstellbarer Angst.

Donald Winnicott, *Reifungsprozesse und fördernde Umwelt*

Ich bin kein Tier,
ich bin ein Wesen,
das den liebt, der nicht da ist.

Marcella Bella

Papa, Papa, Papa.

Die primitive, unausweichliche Liebe, Diebin und Heilige meines Lebens, endete in diesem Telefonat, und zwei Stimmen drängten sich beharrlich zwischen die unseren, um seine Aufmerksamkeit zu erlangen.

Papa, Papa.

Eine der beiden Stimmen war weiblich.

Im Dorf kannte uns jeder.

Die Habenichtse wurden wir immer noch genannt, wegen meiner Großeltern, den Eltern meines Vaters, die das Wenige, das sie besaßen, nach dem Krieg verloren hatten.

Nein, du kriegst keinen Liter von mir, hatte die Alte vom Milchgeschäft zu Rocco gesagt.

Mein Bruder ist drei Tage alt und meine Mutter hat keine Milch.

Vertrocknete Titten lassen sich kurieren, man muss sie nur mit einem heißen Lappen massieren.

Das hat sie versucht, es kommt nichts raus, sie hat hohes Fieber.

Tut mir leid, aber Milch kann ich dir nicht geben, sonst läuft es noch wie nach der Geburt deiner anderen Schwester, ständig Milch für euch und nicht eine Lira für mich.

Papa hat gesagt, bis Sonntag kriegst du dein ganzes Geld, auch das von vor zwei Jahren.

Wenn ich es sehe, kriegst du die Milch und ich schenk euch noch 'ne Flasche obendrauf.

Drei Tage später sollte Roccos Mutter sterben und Rocco zweiundzwanzig Jahre später mein Vater werden, damals war er neun. Zu denen gehen wir nicht rein, sagte er zu mir, wenn wir an dem Laden vorbeikamen, zu dem das Milchgeschäft geworden war. Um dort bloß nicht einzukaufen, nahmen wir, wenn der andere Dorfladen aus irgendeinem Grund geschlossen hatte, den Bus ins Nachbardorf. Das Auto trat auf den Plan, als ich in die erste Klasse ging, eines Tages kehrte ich aus der Schule zurück und es stand vor unserem Haus, blau. Die anderen Kinder aus den Niedrigen Häusern, dem Teil des Dorfes, in dem wir wohnten, dem hintersten Teil, der vom Zentrum am weitesten entfernt lag und selbst im Sommer vom Schatten des Panettone verschluckt wurde, so nannten wir den Berg, der uns von der Kleinen Stadt trennte, strichen um das Auto herum, ihre Augen funkelten und nahmen alle die gleiche Farbe an, ebenfalls blau. Meine Mutter war mit den Zwillingen schwanger und streichelte ihren Bauch und beobachtete die Szene und lachte vor sich hin.

Ade', hast du gesehen?

Ja, nickte ich, doch etwas in meiner Kehle verklebte meine Gedanken, sie konnten nicht herausfliegen und zu Worten werden.

Ade', seid ihr reich geworden?, fragte mich Caterina, wir gingen den Weg zur Schule und nach Hause immer gemeinsam, sie war einen Monat weniger zwei Tage vor mir geboren.

Reich, echoten die anderen Kinder nacheinander und dann im Chor. Reich, reich.

Ich sah meine Mutter an, die noch immer lachend zusah, und mir war, als färbten sich auch ihre Hände und Haare und ihr Bauch und der Mantel blau.

Da dachte ich, na ja, vielleicht die Reichsten der Ärmsten, reich bestimmt nicht, reich nie im Leben, wir und reich: Wie denn das? Aber selbst diesen Gedanken konnte ich nicht herausfliegen lassen. Als mein Vater am Abend aus der Metzgerei zurückkam, drückte er das Kinn nicht wie sonst gegen den Jackenkragen, sondern hielt den Kopf hoch erhoben, hatte sich beim Barbier die Haare schneiden lassen, zum ersten Mal sah ich seine Wangen, sie waren ganz glatt, die Koteletten gerade, akkurat. Er öffnete die Autotür und sagte zu mir, steig ein. Die Sitze stanken furchtbar nach etwas, das ich nicht kannte.

Es stinkt, sagte ich zu meinem Vater.

Das ist kein Gestank, das ist Duft.

Also dufteten die Sitze furchtbar nach etwas, das ich nicht kannte. Wir fuhren ins nächste Dorf, wo vor Kurzem ein Teigwarenladen eröffnet hatte, und kauften drei cremegefüllte Cannoli, die man uns in Silberfolie einwickelte.

Als wir mit dem Abendessen fertig waren, stellte meine Mutter das Päckchen auf den Tisch und öffnete es. Es war ein Fest, aber niemand sagte: Das ist ein Fest.

Denn wer von schönen Dingen spricht, verliert sie irgendwann, davon war mein Vater überzeugt. Als wir nämlich wirklich reich wurden, hat weder mein Vater es mir eröffnet noch meine Mutter, ich bin eines Nachmittags von selbst draufgekommen. Ich war mit den Abschlussprüfungen der achten Klasse durch und hatte mich mit Caterina auf der Großen Wiese getroffen, dem Teil des Dorfes, wo man bei schönem Wetter spazieren gehen, schaukeln, Rad fahren, abhängen, plaudern und Eis essen konnte. Genau das fragte ich sie: Holen wir uns ein Eis?

Ja, aber kaufst du's mir? Meine Mama hat gesagt, das Geld kommt euch inzwischen zur Nase raus.

Sie hatte eine Stimme, die ich bei ihr noch nie gehört hatte und die sie von diesem Nachmittag an immer haben sollte, sobald sie sich an mich wandte. Eine Stimme, bei der ich mich am liebsten versteckt hätte oder schleunigst davongerannt wäre, als hätte ich etwas geklaut.

Ich fand es immer rührend, mir die Menschen vorzustellen, die zum ersten Mal einen anderen Menschen treffen, bei dem die Floskel, die sie bemühten, um dem, was ihnen widerfuhr, ein Gewicht zu geben, tatsächlich einen Sinn erhält, plötzlich kommt sie ihnen wie von selbst: Er hat mein Leben verändert. Sogar jetzt, in der unmöglichen Stille, die aus den nackten, stummen und verschreckten Straßen hereindringt, eine Stille, die heute Nacht nicht einmal das Telefon durchbrechen wird, um mir das Eintreffen einer Nachricht zu signalisieren, und dann noch einer und noch einer, steigt sie auf. Die Sehnsucht. Denn niemand sagt uns ein paar Stunden vorher Bescheid: Gleich triffst du den Mann, gleich triffst du die Frau, die dein Leben verändern wird. Also gehen wir nervös wie immer oder genervt wie immer in den Tag, angezogen wie immer, vereinnahmt von einem Gedanken, der uns einfach keine Ruhe zu lassen scheint. Und den wir schlagartig für immer fallenlassen, denn: Da ist er, da ist sie.

Als ich Nicola begegnete, konnte ich nur daran denken, dass Frida mit etwas mehr als zwei Jahren anfing, bei den Wörtern, die sie zusammenbekam, ins Stolpern zu geraten.

Ma-Ma-Ma-Mama, Brei.

Wi-wi-will Schnuller.

Schnu-Schnu-Schnuller, Mama.

Und ihre Sätzchen blieben dennoch spärlich im Vergleich zu denen der anderen Kinder.

Deshalb hatte ich mich an den Kinderarzt gewandt, den der Mama-Chor der Kinderkrippe in den Himmel lobte, er ist der beste, sagten alle, obendrein spezialisiert in Kinderneuropsychiatrie. Klar, billig ist er nicht. Aber für die Routineuntersuchungen reicht die zuständige Kinderärztin, und zweimal im Jahr oder bei heikleren Fragen geht man zu ihm. Nicola Attanasio.

Sein Wartezimmer war ganz anders als das der zuständigen Kinderärztin mit Pluto- und Micky-Maus-Tapete, einem neonorangefarbenen Plastiktischchen, hellblauen und rosa Stühlchen und auf dem Boden verstreutem Spielzeug, Matchboxautos ohne Räder, armlose Puppen, die Haare verfilzt, ein Auge zugefallen. Der Raum war groß und hell, beherrscht von einem abstrakten Gemälde, das eine ganze Wand einnahm und an das Meer erinnerte, es gab zwei Sessel aus Edelstahl und schwarzem Leder, ein bananenförmiges weißes Sofa, einen Kilim, der von weit her zu kommen schien, und ein Bord, das bis auf ein paar Bücher des Kinderbuchverlages Topipittori, den auch ich durch ihn bald lieb gewinnen sollte, so gut wie leer war.

Ich bin vor über zwanzig Jahren nach Rom gekommen, und jedes Mal, wenn ich an einem solchen Ort landete, in der Wohnung eines Programmautors, der Freundin einer Freundin oder irgendeines Typs, fühlte ich mich, als müsste es gleich regnen, aber es regnet nicht, alles klebt, die Achseln, die Haare, die Kleider: diese Feuchtigkeit. Jede nüchterne Umgebung, gerade so unordentlich, dass sie wohnlich oder besonders geschmackvoll eingerichtet wirkte – begünstigt durch etwas, das mir unweigerlich entging, jedoch, wie dieser Kilim, von weit her kam, von einem Kontinent, der gleichwohl im Nirgendwo lag und sich im Blut des Wohnungsinhabers verlor –, brachte mich zurück in das Haus meiner Eltern, das wir bezogen hatten, nachdem mein Vater den Supermarkt eröffnet hatte, zu dem glänzenden Fliesenboden, ausgesucht von meiner Mutter, weil er leicht zu wischen war, zu den auf dem Fernsehmöbel aufgereihten Swarovski-Vögelchen und dem Bild im Eingangsflur, ein Aquarell des Monte Panettone von Tonino Capracotta, einem Professor für technisches Zeichnen, der aus der Kleinen Stadt in unser Dorf gezogen war.

Der Vergleich dieses Hauses mit den anderen, auch wenn es kein richtiger Vergleich war – es war etwas weniger Hartes, aber umso Unerträglicheres –, löste in mir einen Schwindel aus, der jede Möglichkeit, dem Menschen, der ich war, zu trauen, ins Trudeln brachte.

Doch kaum betraten Frida und ich Dottor Attanasios Praxis, überkam mich die wohlige Ahnung, bereits dort gewesen zu sein.

Ich sollte eine Weile brauchen, um den Grund zu begreifen (der peinlich aufgeräumte Schreibtisch, die in einem Regal aufgereihten Auszeichnungen, der Silberrahmen, aus dem ein kleiner Junge und ein kleines Mädchen zahnlos hervorlächelten …), und vielleicht begreife ich es erst heute Nacht wirklich, während ich seine Zahnbürste, die Boxershorts und ein T-Shirt aus seiner Schublade meines Kleiderschranks hervorhole und nicht weiß, ob ich sie in den Sack für Biomüll oder in den für Restmüll werfen soll – für die Erinnerungen, die wir loswerden sollten, bräuchte es einen extra Sack.

Allen voran die erste: er, der vom Schreibtisch aufsteht, auf uns zukommt, groß, mit Schultern so breit wie eine wartende Umarmung, und sofort alles an sich zieht. Das bananenförmige Sofa draußen, den Silberrahmen drinnen, das Bedürfnis zu verstehen, jede Spur von Feuchtigkeit. Menschen mit großer Nase habe ich schon immer vertraut – Dante, Caterinas Großmutter, meiner Lehrerin Marinelli. Meinem Vater. Dieser Mann weiß bestimmt, wie man Frida helfen kann, habe ich wohl gedacht.

Über dieser knolligen Nase bewegten sich rastlos die schmalen, grünen Augen, sein Gesicht sah aus wie aus einem dieser Schnippelbücher, mit denen ich Frida beschäftigte, suche dir ein Paar Augenbrauen, eine Stirn, ein Kinn aus und setze sie zusammen, ein misslungenes Gesicht, bei dem das Kinn kein bisschen zu der Stirn und den Augenbrauen passte. Dennoch sollte ich dieses misslungene Gesicht drei Monate später beim Schlafen betrachten und flüstern: Du bist es, dich habe ich gesucht, endlich habe ich dich gefunden.

Guten Abend, sagte er zu mir.

Ciao, meine Süße, sagte er zu Frida. Sie schien wie immer ganz woanders zu sein, in einer Art Wartezimmer zur Welt, ein flauschiger Ort, der mir von Anfang an harmlos erschienen war und der sie immer zum Lächeln brachte.

Ich hingegen fing wie üblich an, ohne Punkt und Komma draufloszuplappern. Seit meiner allerersten Menstruation tue ich das immer: Bis dahin war ich so gut wie stumm gewesen, sagte nur ja, nein, ist gut, danke, doch ab da fing ich an, mein Gegenüber völlig ungewollt, wie mir schien, mit Wörtern niederzubügeln – eine ziemlich clevere Art, sich vor Beziehungen zu drücken und zugleich rüberzukommen, als wäre man für Vertraulichkeiten total offen, behauptete Dottoressa Della Penna.

Von Wörtern redete ich auch jetzt: von denen, über die meine Tochter stolperte, und denen, die sie noch nicht sagte, die anderen Kinder aber schon.

»Also habe ich um ein Treffen mit den Erzieherinnen der Krippe gebeten, und die haben mich beruhigt und mir versichert, Frida zeige keinerlei besorgniserregende Auffälligkeiten, sie isst, interagiert, spielt, deren Meinung nach versteht sie alles und ist wohl nur ein bisschen faul, aber dann hat eine der Erzieherinnen angemerkt, die Vaterfigur würde zweifellos zur Sprachentwicklung beitragen, und da, tja, Dottore, hat sich alles in mir zusammengezogen. Inwiefern?, habe ich sie gefragt, wollen Sie damit sagen, meine Tochter sei kognitiv zurückgeblieben, weil sie nur mit ihrer Mutter aufwächst? Um Himmels willen, das wollte ich damit nicht sagen, ist sie hastig zurückgerudert. Was wollten Sie dann sagen?, habe ich nachgebohrt. Glauben Sie mir, ich war kein bisschen beleidigt, ich wollte das nur verstehen, denn wissen Sie, Frida hat nun einmal keinen Vater, sie gehört mir, mir allein.«

Er unterbrach mich und legte mit den üblichen Fragen los, an die ich mich im Laufe zweier Jahre gewöhnt hatte.

»Ja, in Spanien.«

»Am Institut Bernabeu in Alicante.«

»Künstliche Befruchtung.«

»Ich kenne den Arzt nicht persönlich.«

»Beim ersten Versuch. Ich weiß nicht, ob ich sonst den Mut gehabt hätte, es noch einmal zu versuchen, das war alles andere als eine rationale Entscheidung.«

»Aber das ist eine andere Geschichte.«

»Am fünfundzwanzigsten November zweitausendsechzehn.«

»Wir leben allein.«

»Kein Kindermädchen.«

»Viele Freunde.«

»Hin und wieder kommen meine Eltern aus ihrem Dorf herauf und gehen mir zur Hand.«

»Ich habe sie zum frühestmöglichen Zeitpunkt bei der Krippe angemeldet, da war sie zehn Monate alt.«

Er fragte, ich antwortete, er senkte nie den Blick, ich ebenso wenig, Frida spielte mit meinem Schlüsselbund.

»Fühlen Sie sich sehr allein?«

»Nicht wirklich. Es ist, als wäre ich allein, aber zu zweit.«

»Eltern zu werden ist eine Frage der Anpassung …«

»Stimmt.«

»Das ist von Bettelheim. Er war der Ansicht, dass viele Ehen scheitern liege daran, dass die Menschen im Kindesalter nicht gelernt hätten, sich den Eltern anzupassen, weil die sich nicht an sie angepasst hätten.«

»Und was bedeutet es Ihrer Meinung nach, sich einem Kind anzupassen?«

»Es bedeutet vor allem, ein Gleichgewicht zwischen der Person zu finden, die wir vor dem Kinder-Big-Bang waren, und der, zu der wir danach werden.«

»Aber viele Frauen kriegen ein Kind, um die Person loszuwerden, die sie vorher waren, denn sie haben alles versucht und es einfach nicht geschafft, es ihr recht zu machen, damit sie Ruhe gibt …«

»Ihren Hunger zu stillen.«

»Ja, genau.«

»Aber ein Kind kann keine Lösung sein, allenfalls ein weiteres Problem. Ein wunderbares und endgültiges Problem.«

»Endgültig. Stimmt. Auch wenn ich hin und wieder …«

»Was?«

»Ach nein, entschuldigen Sie. Nichts.«

»Sagen Sie es ruhig.«

»Auch wenn ich hin und wieder darüber nachdenke, wissen Sie. Vor allem, wenn Frida einschläft. Stell dir vor, du wachst morgen früh auf, gehst in ihr Zimmer und stellst fest, dass alles gar nicht wahr und nur ein Scherz war, sage ich mir. Ich bin wieder neununddreißig Jahre alt und muss entscheiden, ob ich mit *L'Adelescenza* weitermache oder mir ein Jahr Auszeit nehme und mich an der Uni von Vancouver in einen Französischkurs einschreibe. *L'Adelescenza* war die Sendung, die ich vor meiner Schwangerschaft …«

»Daher kenne ich Sie also! Aber klar, *L'Adelescenza*. Meine Tochter hat keine einzige Sendung verpasst und war richtig sauer, als es damit vorbei war.«

»Sie kommt mit einer neuen Moderatorin zurück. Deliverù.«

»Mit *der* Deliverù? Der YouTuberin?«

»Genau genommen heißt das Creator.«

»Meine Tochter verbessert mich auch ständig, aber ich verstehe wirklich nicht, wo der Unterschied liegt …«

»Eine Creator entscheidet selbst, welche Geschichten sie erzählt.«

»Ah, genau. Also muss sich Deliverù von niemandem helfen lassen, um uns zu erzählen, was sie zum Frühstück gegessen hat, ein Genie …«

»Sie ist sympathisch.«

»Und hat viel gelitten, auch das hat meine Tochter mir erzählt.«

»Da bringen Sie etwas durcheinander, das ist Delirio.«

»Richtig. Jedenfalls kann ich mir vorstellen, dass Deliverùs Moderation ganz anders sein wird als Ihre.«

»Ich werde mich weiterhin um die Texte kümmern.«

»Die Creator, der Creator …«

»Es ist Zeit für einen Wechsel, sowohl für mich als auch für die Sendung.«

»Und das Französisch?«

»Natürlich spreche ich noch kein einziges Wort.«

»In Vancouver kommt man aus dem Staunen nicht raus. Früher oder später müssen Sie beide mal dorthin.«

»Ich habe keinen Partner.«

»Das habe ich verstanden. Ich meine, mit Frida.«

»Ah, sicher.«

»Sicher. Aber jetzt wollen wir mal sehen, wie es der Kleinen hier geht. Hast du Lust, ein bisschen mit mir zu spielen?«

Sie zeigte dieses Strahlen, das mich jedes Mal mitten ins Herz trifft. Sie ließ alles mit sich machen, messen, wiegen, den Hals, die Ohren, das Bäuchlein untersuchen, ohne den kleinsten Mucks.

»Ihre Tochter ist eine Wucht. Segne sie.«

»Wie bitte, Entschuldigung?«

»Da, wo ich herkomme, ist das so eine Redensart, wenn man ein Mädchen wie Frida trifft, man will es damit vor Unglück und bösen Geistern schützen.«

»Segne sie.«

»Tja. Wie dem auch sei. In alleinerziehenden Familien entwickeln Kinder häufig eine größere Selbstständigkeit und sind weniger launisch, wissen Sie.«

»In Fridas Fall frage ich mich manchmal, ob sie so lieb ist, weil sie irgendwie spürt, dass ich keine richtige Mutter bin, sondern eher eine Art Spielkameradin, die genauso ängstlich ist wie sie und ihr keine Grenzen setzen kann, also muss sie sich selbst darum kümmern ...«

»Das erscheint mir ein recht verquerer und Ihnen gegenüber sehr kleinherziger Gedanke. Ich würde eher sagen, das Verhalten Ihrer Tochter zeugt von einer ziemlich tollen Mutter, um mit Winnicott zu sprechen.«

Er bat mich, sie allein zu lassen, erneut fand ich mich vor diesem riesigen Bild wieder. Ja, das ist eindeutig Meer, dachte ich – und während mich jedes Mal, wenn ich Frida in der Krippe ließ und durch das Hoftor hinaustrat, das Offenkundige bei der Kehle packte, auch ohne sie noch zu existieren, noch immer einfach Adele zu sein, und sei es nur für wenige Stunden am Tag, und den unmöglichen Aufwand all dieser Adoleszenz somit nicht als abgehakt betrachten zu können, fühlte ich mich während der zehn Minuten, die ich sie bei Dottor Attanasio ließ, befreit. Aber wovon? Das war mir nicht klar. Von der lastenden Hoffnung, nur Mutter zu sein, sollte mir in den folgenden Tagen und Monaten aufgehen. Befreit von der Mühsal, ein Gleichgewicht zwischen der Person zu finden, die wir vor dem Kinder-Big-Bang waren, und der, zu der wir danach werden ... Doch in dem Moment fragte ich die Sprechstundenhilfe nur nach der Toilette, ich brauchte einen Spiegel, denn schon immer hatte ich das Gefühl, zwei Gesichter und zwei Körper zu haben, die von Adele Dünn und die von Adele Dick, so nannte ich die beiden noch immer, obwohl ich seit zwanzig Jahren das Gleiche wog, zwischen fünfzig und zweiundfünfzig Kilo. Adele Dünn konnte man attraktiv finden, aber Adele Dick war eindeutig hässlich. Ihre Augen waren oft geschwollen und dennoch leer, ihr krampfiges Lächeln ließ ihre Züge nichtssagend wirken, das raspelkurze Haar gab ihr etwas von einer Klosterschwester. Adele Dünn sah dagegen wie ein kleiner Junge aus, aber sie hatte was – du bist meine perverse, supersüße Hieda, sollte er mir zuraunen, während er in mich glitt.

Es hing von der Stimmung ab, ob ich als Dicke oder Dünne aufwachte, von den Träumen, die mich in der Nacht heimgesucht hatten, und von den Männern. Wenn eine Beziehung begann oder endete, kam Adele Dünn. Wenn ich mich langweilte oder einigermaßen unbeschwert zu werden drohte, tauchte Adele Dick auf. Dass ich noch immer beharrlich so durch die Welt ging, sollte Dottoressa Della Penna sehr skeptisch werden lassen, aber was sollte ich machen.

Wenn mir etwas gefiel, nannte ich es noch immer dünn.

Wenn es mir nicht gefiel oder mir Angst machte, war es dick.

Doch heute Nacht scheinen sogar die Dicke und die Dünne verschwunden zu sein. Wer geblieben ist, weiß ich nicht, ich kenne sie nicht.

Jedenfalls war ich mir an jenem Tag sicher, Adele Dick zu sein. Aus dem Toilettenspiegel von Dottor Attanasio blickten mir indes die wachen, lebendigen Augen von Adele Dünn entgegen. Sie hatte sich schon seit einer ganzen Weile nicht mehr blicken lassen, seit Fridas Geburt tauchte sie immer seltener auf.

Die Tür zum Sprechzimmer öffnete sich, der Arzt bat mich wieder herein. Frida hockte auf dem Boden und war so vertieft darin, blaues Pulver von einem Glas in ein anderes zu schütten, dass sie nicht einmal aufblickte.

Wieder nahm ich ihm gegenüber Platz.

»Um Stottern zu diagnostizieren, wartet man für gewöhnlich bis zum sechsten Lebensjahr, wissen Sie. Nun, ich habe eine Viertelstunde mit Frida verbracht, wir haben viel miteinander geplaudert, und nur einmal hat sie eine leichte Unsicherheit gezeigt. Es stimmt, sie ist ein bisschen faul bei der Wörtersuche, aber das ist völlig unbedenklich, jedes Kind hat sein eigenes Tempo und macht seinen Weg. Bei der Interaktion mit einem Fremden ist Ihre Tochter übrigens großartig. Intelligenz hat viele Facetten.« Er unterstrich seine Worte mit den Händen, seine Hände bewegten sich schnell, die Worte dagegen langsam. Und sie trugen nichts Glänzendes am Finger. Seine linke Hand schon. »Stimmen Sie mir zu?«

»Sicher.«

»Zweifellos wächst Frida in einer ungewöhnlichen Situation auf. Diese kleinen Signale, die, klinisch gesehen, nicht besorgniserregend sind, könnten für Sie, Adele, jedoch wertvoll sein.«

»Inwiefern?«

»Zeigt sich ein Stottern sehr deutlich, hat es mitunter mit einem Geheimnis zu tun, das ein Kind vor einem Elternteil bewahren zu müssen glaubt, ohne im Mindesten zu ahnen, was dieses Geheimnis ist.«

»...«

»Ich bin überzeugt, dass die Generation unserer Eltern bei uns Kindern nichts falsch gemacht hat, weil sie Fehler gemacht hat. Wir alle machen Fehler. Aber sie hat uns nicht dabei geholfen, diese Fehler zu deuten. Habe ich mich verständlich ausgedrückt?«

»Ja«, antwortete ich, obwohl ich lieber gesagt hätte: nein. Du hast dich nicht verständlich ausgedrückt, oder das ist gar nicht der Punkt, der Punkt ist, dass, während du sprichst, etwas mit mir passiert, das sich mir entzieht, obwohl du von meiner Tochter redest und nichts mich je mehr interessiert hat als sie – was soll ich machen, wenn deine Stimme, statt mir etwas zu geben, es mir wegnimmt und mir einen unmenschlichen Kraftakt abverlangt, um es mir wiederzuholen, aufmerksam zu bleiben.

»Alles in Ordnung?«

»...«

»Es mag Ihnen lächerlich erscheinen, aber Gorgias, auf den ich mich immer gern beziehe, behauptete, das Wort sei ein großer Bewirker, der mit dem kleinsten und unscheinbarsten Körper göttlichste Taten vollbringt: ›Es vermag den Schrecken zu stillen, Schmerz zu beheben, Freude einzugeben und Rührung zu mehren …‹«

»…«

»Was ich damit sagen will, ist, dass Sie sich darum bemühen sollten, Ihre Situation mit Frida niemals zu einem Tabu werden zu lassen. Denn wenn Sie sie ganz selbstverständlich leben, wird auch Frida dazu fähig sein.«

»Danke.«

»Keine Ursache.«

»Obwohl, neulich Nachmittag in der Krippe.«

»Neulich Nachmittag in der Krippe?«

»Die Erzieherinnen haben verkündet, zum Vatertag würden alle Papas eingeladen, den Nachmittag mit ihren Kindern zu verbringen. Während die Kinder weiter im Hof spielten, plauderte der Mama-Chor natürlich über die Papas. Eine sagte, ihr Mann würde jeden Morgen im Bad beim Rasieren eine Opernarie schmettern und das Kind schnappe sich die Klopapierrolle und benutze sie als Mikrofon – schaut euch bloß das Video an, die beiden sind völlig crazy, ich könnte mich wegschmeißen … Eine andere sagte, ihre Kleine würde nur einschlafen, wenn der Papa sich neben sie lege und ihr ein Märchen vorlese, mein Sohn ist gestern mit seinem Vater auf dem Fahrrad los zum Eisessen, sie kamen gar nicht wieder, sagte eine, wenn die beiden zusammen sind, vergessen sie die Zeit, sie suchen nach Brunnen und kommen jedes Mal pitschnass zurück, man weiß nicht, wer von den beiden das größere Kind ist …«

»Was dachten Sie?«

»Ich hatte Angst, auch Frida könnte sich bald fühlen, wie ich mich immer gefühlt habe.«

»Nämlich wie?«

»Wie die Seltsame. Die Andere. Das ist furchtbar, wissen Sie.«

»Manchmal ist man seltsam und anders, weil man besonders ist.«

»Und wenn schon, den Vorteil haben immer die anderen.«

»Ich kann Ihnen nicht folgen.«

»Wer seltsam und anders ist, kann vielleicht die anderen dazu bringen, ihn besonders zu finden. Aber er selbst fühlt sich immer nur so. Seltsam und anders.«

»Darüber habe ich vor ein paar Tagen mit meiner Tochter gesprochen. Sie ist gerade sechzehn geworden, wir sind also mitten in der Adoleszenz … besser gesagt, in der Adeleszenz.« Er lächelte mich an. Ich lächelte ihn an. »Und sie hat sich in den Kopf gesetzt, wenn sie nicht fluid sei, würde die Gruppe ihrer Freundinnen sie bald ausgrenzen. Was bedeutet fluid?, habe ich sie gefragt, und sie hat mir geantwortet …«

»Papa, komm schon! Das bedeutet, dass du Jungs und Mädchen gut finden kannst und dass du nicht hetero und auch nicht schwul bist, sondern einfach nur du: Du bist fluid.« Ich imitierte die Stimme eines der zahllosen Mädchen, die ich im Laufe der Jahre für meine Sendung interviewt hatte.

»…uid«, wiederholte Frida und kletterte auf meinen Schoß.

»Du nicht auch noch, Frida, bitte!«, sagte er. Und zum ersten Mal hörte ich sein Lachen – dieses Lachen, das ich jetzt am liebsten zusammen mit seinem Rasierer und seinem Schlafanzug in den dafür vorgesehenen Sack stopfen würde, den es nicht gibt.

»Wenn Ihre Tochter Sie hören könnte …«

»Ich fürchte, sie würde mir von ihrer gesamten Freundinnengruppe den Prozess machen lassen.«

»Verzeihung, Dottor Attanasio, wieso sollte man sich wünschen, dass Frida nicht fluid wird? Fühlen Sie sich im Jahr zweitausendneunzehn noch immer so unsicher, dass Sie das Bedürfnis verspüren, die Welt in Männchen, Weibchen, Heteros und Schwule einzuteilen?« Diesmal klang ich wie ein stinksaures kleines Mädchen. Er lachte erneut, und seine Augen wirkten heller.

»Kommen wir zu uns zurück, Ade'.«

Ade'. Das hat er gesagt. Und plötzlich war es, als würde jemand an mein Blut klopfen. Sag es nicht noch einmal, ich bitte dich. Sag es nicht noch mal, sag es noch mal, sag es noch mal. Aber inzwischen hatte ich eh schon aufgemacht.

»Für Frida verschreibe ich Ihnen ein bisschen Ignatia, das ist ein homöopathisches Mittel, um die kleinen Anspannungen zu lösen, die ihre Emotivität eventuell beeinflussen könnten. Drei Globuli morgens und drei abends, einen Monat lang. Ihnen hingegen verschreibe ich ein Medikament, das Sofort Aufhören heißt. Denn von diesem Moment an müssen Sie sofort aufhören, Fridas Entwicklung mit der anderer Kinder und irgendeinem Hohelied, das der Mama-Chor anstimmt, wie Sie ihn nennen, mit den Grundmustern Ihres Lebens zu vergleichen. Klar?«

Ich senkte den Blick: »Klar.«

»Mit Verlaub, es macht mich ein bisschen sauer, dass eine ungewöhnliche Frau wie Sie in eine so banale Falle tappt, abgesehen davon, dass es äußerst schädlich ist, solche Ängste auf ein Kind zu übertragen … In unserem Alter sollten wir das eigentlich gelernt haben, nicht wahr? Dass die anderen uns wie unerreichbare Gottheiten oder potenzielle Mörder erscheinen mögen, aber genauso arme Teufel sind wie wir, die an Verstopfung leiden und gern größer oder kleiner oder weniger verpeilt wären, als sie sind. Meinen Sie nicht, Ade'?«

Und die anderen? Was haben die anderen gekriegt?

Weiß ich nicht, Papa.

Hat jemand was Besseres gekriegt als du?

Ich sag doch, ich weiß es nicht.

Hmmm.

Es war nicht so, dass er wollte, dass es für die anderen in der Schule schlecht lief.

Im Gegenteil: Je besser die anderen abschnitten, desto mehr waren sie ein Ansporn, eine Inspiration. Bei diesem Kampf ging es einzig und allein um unsere Grenzen und was meine Brüder und ich tun konnten, um sie zu überwinden. Wenn man eine gewisse Note ergattern konnte, verlangte mein Vater, dass wir sie ergattern. Mehr nicht.

Ganz gleich, ob ich eine Zwei oder eine Eins oder, wie manchmal in Latein oder Italienisch, eine Eins plus bekam, er hielt sich nie damit auf, mich zu loben.

Wenn man jemanden lobt, will man ihm das Gefühl geben, er sei schlau, obwohl man ihn in Wahrheit für eine Pfeife hält, behauptete er – und meinte damit mindestens vier der sechs Leute, die ihm unterlegen waren, Geschwister und Cousins von ihm oder meiner Mutter. Ihr müsst lernen, sonst nichts, sagte er immer wieder zu uns, lernen, euch die Zahlen zunutze zu machen, damit die Zahlen euch nicht ausnutzen. In eurem Alter hatte ich niemanden, der mich auf die Oberschule schicken konnte. Ihr habt mich, um euch Bücher zu kaufen, und eure Mutter, die eure Sachen bügelt, aber wenn ihr durchrasselt, ist es mit dem Spaß vorbei, dann fangt ihr eben gleich im Supermarkt an. Aber mit dem Spaß ist es dann vorbei.

Mit *durchrasseln* meinte Papa auch eine Drei. Eine Vier. Dass eine Fünf ihre Spur in einem der Hefte seiner Kinder hinterlassen könnte, fiel ihm im Traum nicht ein.

Im Dorf gab es nur die Gewerbeschule und ein naturwissenschaftliches Gymnasium mit einem so guten Ruf, dass sogar Schüler aus der Kleinen Stadt dorthin gingen, und ich hatte mich dort angemeldet, auch wenn Zahlen mich nicht restlos davon zu überzeugen vermochten, dass sie mir etwas nützten und ich sie mir zunutze machen konnte, Wörter allerdings schon, die überzeugten mich. Denn ausgerechnet im Sommer zwischen dem letzten Jahr auf der Mittelschule und dem ersten auf der Oberschule hatte ich meine Tage bekommen und es hatte diesen Wandel gegeben.

Ade', halt den Mund, tu uns den Gefallen.

Ade', Himmel noch eins, es reicht.

Ade', lass gut sein, ist angekommen.

Verzieh dich, Ade'. Wir brauchen 'ne Pause.

Wörter überzeugten mich, sie erschienen mir wie die einzig mögliche Rettung vor den allzu vielen, die bei uns zu Hause nicht benutzt wurden und deshalb uns benutzten – das ist nur eine rückblickende Fantasie, sollte mir Dottoressa Della Penna fünf Jahre später sagen, in Wirklichkeit walzen Sie Ihren Gesprächspartner mit all Ihrem Gerede nieder und dessen Problem bleibt bestehen. Wie um zu sagen, dass ich redete und redete, fragte und fragte und trotzdem nichts von mir gab, sofern etwas von sich zu geben bedeutet, keine Angst vor seinem Gegenüber zu haben, seinem Geheimnis zu lauschen, statt sich vorzumachen, mit einem Dauerfeuer an Fragen ließe sich möglichst schnell dahinterkommen, wie und warum er einem wehtun könnte.

Doch am Ende dieses Sommers war all das noch weit weg, ewig weit weg – Dottoressa Della Penna, der Gardasee, *Hunger, L'Adelescenza,* die Männer, denen ich nicht erlauben sollte, mir wirklich wehzutun, die Männer, denen ich nicht erlauben sollte, mir wirklich gutzutun, um am Ende zu Frida und Nicola zu gelangen. Nicola, Frida.

Ich war dreizehn Jahre alt, hatte meine Regel und ein neues Haus mit zwei Bädern, einer Küche, einem Wohnzimmer und drei Schlafzimmern.

Ich ging aufs Gymnasium und, nein, Papa, ich habe alle gefragt, niemand hat eine Eins plus bekommen.

Die Bestnote war eine Eins, und die haben noch zwei andere bekommen. Aber egal, habt ihr gehört, dass einer aus der Zwölften, Salvatore, der Sohn von Luigi von der Bar dei Fanti, heute Morgen mit Kreide FRANCA, ICH LIEBE DICH auf den Gehweg vor der Schule geschrieben hat? Franca Carlomagno, die kommt aus dem Nachbardorf, die ist so was von hübsch, deren Haare sehen total unecht aus, schwer zu sagen, ob die blond oder rot sind, kommt aufs Licht an, und ich glaube, die weiß, dass alle Jungs auf sie stehen, denn wenn sie in die Schule kommt …

Ade', es reicht: Jetzt iss deine Nudeln, sonst werden sie kalt.

Ist noch was da, Tere'?

Sicher, hier.

Sind das die Tomaten, die gestern geliefert wurden?

Ja.

Die schmecken wie frisch gepflückt.

Ganz süß.

… Wenn sie in die Schule kommt, macht Franca mit ihren Haaren so, sie schüttelt sie, weil sie sich sonst in den Riemen ihrer Schulmappe verheddern, klar, aber ich glaube, sie macht es nicht deswegen, sondern um den Jungs zu sagen, schaut mich an, schaut mich an, und die glotzen sie wirklich alle an, Salvatore ist längst nicht der Einzige, der auf sie abfährt.

Kinder, helft Mama beim Abräumen.

Gehst du schon? Und der Kaffee?

Tere', es ist fast drei, wir machen gleich wieder auf, den Kaffee trinke ich unterwegs.

Ciao, Papa.

Ciao, Papa.

Ciao, Papa.

Wenn ihr abgeräumt habt, macht ihr euch sofort ans Lernen. Wann hast du die Lateinprüfung, Ade'?

Übermorgen.

Also, sieh zu.

Wenn ich früh mit dem Lernen fertig bin, kann ich dann in den Supermarkt kommen und du fährst mich später in die Kleine Stadt, um ein Buch zu kaufen?

Nein, heute wird gelernt. Das machen wir morgen. Nur Dummköpfe pauken am Tag vor einer Prüfung bis in die Puppen, wer alles draufhat, kann am Tag vorher sogar bummeln gehen, aber das Buch gibt's nicht, vorgestern hat deine Mutter dir die Bluse gekauft, nur Hätschelkinder kriegen zwei Geschenke pro Woche. Stimmt's?

Stimmt, Papa.

Und er ging, in seinem dunkelgrünen Mantel, den er sich von Tante Rosanna, Mamas älterer Schwester, hatte maßschneidern lassen, als er den ersten Supermarkt eröffnet und nicht mehr als Danke herausgebracht hatte.

Danke, danke, zu denen, die ihm die Hand drückten, den Mund voller Caciocavallowürfel und Salamischeiben, die meine Mutter und ich für eine kleine Verkostung aufgeschnitten hatten.

Danke. Eins nach dem anderen kamen die Gesichter des Dorfes auf ihn zu, Gesichter mit stets erhitzten Wangen, wie von einer unheilbaren Couperose gezeichnet, leicht dümmliche Gesichter, selbst wenn in den Augen ein schlaues Funkeln lag, harte Gesichter, selbst wenn der Blick sich gütig öffnete, Züge, die das Meer nicht weichgegerbt hatte.

Danke dir, Rocco.

Wer hätt's gedacht, dass wir das erste Dorf am Monte Panettone mit Supermarkt werden.

Wer hätt's gedacht, dass ausgerechnet wir dem Markt in der Kleinen Stadt das Fürchten lehren.

Wer hätt's gedacht, wer hätt's gedacht, sagten alle. Dass ein Habenichts einmal richtig reich werden würde, wollten sie sagen, sagten es aber nicht.

Und während er diese Hände drückte und ihnen einem nach dem anderen in die Augen und Gesichter sah, mit seinen pechschwarzen, abgrundtiefen Augen, in denen alles, was hineinfiel, hoffnungslos und endgültig verloren ging, antwortete mein Vater, ohne zu antworten: Ich.

Ich hätte es euch gesagt, wenn ihr mich gefragt hättet.

Hättet ihr mich gefragt, ob es die Habenichtse wohl je zu etwas bringen würden, hätte ich euch geantwortet, klar.

Mehr noch: Rocco Habenichts wird sich nicht mit irgendetwas zufriedengeben.

Er holt sich alles.

Und trotzdem wird er nie jemandem etwas wegnehmen.

Denn weißt du, Ade', sollte er mir an einem der zahllosen Nachmittage vor einer Prüfung erklären, an dem nur Dummköpfe auf den letzten Drücker paukten. Verstehst du? Das Wichtigste im Leben ist, niemals Hilfe zu brauchen.

Ja, Papa.

Aber vielleicht hätte ich das nicht begriffen, wenn ich nicht unter diesem Bus gelandet wäre, und ich fürchte, du und deine Geschwister habt ein zu leichtes Leben …

Das, was für mich wie ein Schauermärchen klang, bei dem ich als kleines Mädchen, sobald es zur Sprache kam, Mühe hatte, in meinem Bett zu bleiben, und zu meinen Kopf an Fuß schlafenden Brüdern schlüpfte, war für meinen Vater eine strahlende Legende.

Darin war er die Hauptfigur, mit fünf. Zum ersten Mal hatte sein Vater ihm vorgeschlagen, zusammen den Bus zu nehmen, um ihn in die Kleine Stadt zu begleiten, in die er zweimal im Jahr fuhr, um das Kleiderpaket bei der Post abzuholen, das der nach Caracas ausgewanderte Bruder ihm schickte, wenn dessen Kinder aus ihren dicken Pullovern und Hosen herausgewachsen waren. Jedenfalls biss der Schnee an jenem Morgen in die Wangen und verdammte sie zu ewiger Röte, und mein kleiner Vater musste entsetzlich dringend pinkeln. Doch statt seinem Vater zu beichten, ich mache mir gleich in die Hose, hatte er sich hinter etwas geflüchtet, das er im Schneegestöber für einen Baum gehalten hatte, jedoch der Pfosten der Bushaltestelle war. Als er gepinkelt hatte, schlüpfte er hinter dem Baum hervor, der keiner war, und in dem Moment war der Bus gekommen und hatte ihn umgefahren.

So endete sein erster Besuch in der Kleinen Stadt im Krankenhaus, wo er sieben Monate bleiben sollte, vom Hals bis zu den Füßen eingegipst, bis sämtliche Brüche, die die Arm-, Bein- und Beckenknochen hatten zersplittern lassen, wieder zusammengewachsen waren. In diesen sieben Monaten sollten sein Vater und seine Mutter ihn kein einziges Mal besuchen. Sie hatten ihm nur ein Stück Schokolade und eine Weihnachtskarte geschickt, alles Gute. Basta.

Wären diese sieben Monate nicht gewesen, gäbe es heute diesen Supermarkt nicht.

Es gäbe dieses Haus nicht.

Ich wäre ein anderer Mensch, sagte er.

Wenn meine Mutter in der Nähe war und die Geschichte mit dem Bus zur Sprache kam, seufzte sie, mein armer Rocchino, was du alles durchmachen musstest.

Tere', was soll das Gejammer? Ich kann meiner Mutter und meinem Vater nur dankbar sein, ein Kuss ihrer Seele.

Glaubst du etwa, du und ich würden die Kleinen so lange Zeit im Krankenhaus allein lassen?

Adele ist die eine Sache, die Jungs sind Jungs, das ist was anderes – aber Adele ist trotzdem stark.

Selbst wenn sie zwanzig sind, werde ich meine Kinder niemals allein im Krankenhaus lassen.

An dem Punkt hing alles von der Laune meines Vaters ab.

Wenn es im Supermarkt gut lief, zog er meine Mutter auf, Teresa die Glucke, gack-gack, die Kleinen müssen an meinem Rockzipfel hängen, äffte er ihren Singsang nach, und manchmal ließ er sich sogar zu einem kleinen Klaps auf ihren Hintern hinreißen, zu einem flüchtigen Streicheln mit den Fingerrücken über ihre Wange, gerade genug, um meine Mutter für mindestens drei Tage zufriedenzustellen.

Wenn es im Supermarkt schlecht lief, sagte er, wenn ich nicht wäre, würdest du mir die Kinder zu Luschen erziehen. Oder wenn ich nicht wäre, würde Adele werden wie diese Caterina, die nichts weiter kann, als im Soßentopf zu rühren. Oder aber, ich würde sie extra unter einem Bus landen lassen, einen nach dem anderen, damit sie mal endlich aufwachen.

Zum Glück lief es seit unserem Umzug im Supermarkt fast durchweg gut. An manchen Abenden kam er dennoch schlecht gelaunt von der Arbeit heim, und wehe, man kam ihm in die Quere.

Davor hüteten sich meine Brüder auch, wenn er gut gelaunt war, sie schienen von Geburt an einen Pakt geschlossen zu haben, wir sind zu zweit, die Welt ist eine, wir gewinnen, wäre doch witzlos, einen Krieg vom Zaun zu brechen, solang uns niemand stört, stören wir auch niemanden.

Meine Mutter erkannte die Gefahr sofort und machte trotzdem alles falsch. Los, zu Tisch, sagte sie, doch statt selbst Platz zu nehmen, wetzte sie wie von der Tarantel gebissen dauernd zum Herd, es fehlt noch das Öl, es fehlt noch das Salz, der Käse.

Himmel noch eins, Tere', setz dich.

Dann setzte sie sich, konnte die Hände trotzdem nicht still halten, machte sich verrückt, hätte ich mehr Nudeln kochen sollen? Wollt ihr Brot?

Sie füllte unsere Teller, bis sie überquollen, ließ ihren leer, dann steckte sie die Gabel in den Topf, der auf dem Tisch dampfte, spießte eine Nudel auf und schob sie sich halb verstohlen in den Mund, als wollte sie aufhören zu essen, zu atmen, zu existieren, um ihm nicht auf die Nerven zu gehen. Aber genau dieses Verhalten machte ihn noch fuchsiger.

Tere', nimm dir, was dir zusteht, sei so gut.

Dann schlug meine Mutter die Augen nieder, wurde immer kleiner, war acht, sechs, drei, zwei Jahre alt, füllte ihren Teller, aber es war, als brennte ihr Stuhl, als brennte sie, sie sprang wieder auf, schnappte mir den Teller unter der Nase weg, auch wenn ich noch nicht aufgegessen hatte, schnappte sich die meiner Brüder, stellte sie zum Einweichen ins Spülbecken, ließ das Wasser laufen, nur den Teller meines Vaters wagte sie nicht anzurühren.

Diese Feuchtigkeit.

Bis zu meiner Wandlung sah ich dem zappeligen Tanz meiner Mutter zu, das Platschplatsch der Nudeln, die auf die Teller klatschten, traf mich wie eine Wasserbombe, ich suchte den Blick meiner Brüder, die jedoch den Blick des anderen suchten, also fixierte ich mich auf ihn, der die Gabel langsam zum Mund führte, mit jener geheimnisvollen Eleganz, hinter der sich die Gewohnheit des Verzichts verbergen lässt, und sagte nichts, dachte nichts, betete nur zu dem Gott, auf den alle im Dorf zu vertrauen schienen, der mich aber, genau wie die Zahlen, nicht restlos zu überzeugen vermochte, zu etwas nütze zu sein, statt uns auszunutzen, und bat ihn, mach, dass wir bald schlafen gehen und er morgen beim Frühstück lächelt.

Nach der Wandlung jedoch redete ich einfach über das Platsch hinweg, um es nicht hören zu müssen.

Die in der schlechten Laune meines Vaters kauernden Bestien warteten nur auf den Ruf meiner Stimme, um hervorzuspringen. Die präventive Solidarität zwischen meinen Brüdern hielt sie in Schach, die Angst meiner Mutter war eine so leichte Beute, dass sie ihren Furor nur gesteigert hätte, aber meine mangelnde Zurückhaltung war der perfekte Bissen.

Erst recht, wenn ich mich darauf versteifte, über das zu reden, über das man nicht reden sollte, nicht reden durfte.

Mama, bitte, setz dich hin, und du, Papa, lächle doch mal, komm schon.

Ade', sei still, tu uns den Gefallen.

Platsch.

Platsch.

Heute in der Schule hat der Lateinlehrer uns von diesem Dichter erzählt, Lukrez, der mal glücklich war und mal todtraurig, aber völlig ohne Grund.

Platsch.

Willst du noch, Rocchi'?

Mehr Soße als Nudeln, danke.

Platsch.

Caterina hörte nicht zu, also habe ich sie am Ärmel gezogen und zu ihr gesagt, hör mal, an wen erinnert dich dieser Lukrez? Ich meinte sie, weil zu den anderen in der Klasse ist sie immer zuckersüß, willst du ein Stück von meinem Kuchen, ich schaffe den nicht, ich leihe dir mein Rad, ich gebe dir meine Notizen – also eigentlich meine. Aber bei mir hat sie immer diesen Ton, diese ätzende Stimme, gib mir den Radiergummi, bist du blöd, mach schon.

Ade', tu uns den Gefallen.

Also hat sie dem Lehrer zugehört und dann zu mir gesagt, wenn Lukrez sie an jemanden erinnern würde, dann an dich, Papa, weil ihr Vater sagt, seit wir reich geworden sind, seist du noch grantiger als vorher, und das würde vielleicht daran liegen, dass …

Wer hat dir erlaubt, mit den Leuten über mich zu reden.

Aber das sind doch gar nicht die Leute, Papa, das ist nur Caterina, ihr Vater meint jedenfalls …

Was kratzt es mich, was dieser Versager über mich denkt.

Und dann, dann war es zu spät, um kehrtzumachen und mit dem Abendessen von vorn anzufangen, ohne Caterina und Caterinas Vater und Lukrez zur Sprache zu bringen: platsch.

Denn inzwischen hatten die Bestien ihre Ketten durchgebissen, mein Vater fuhr mit einem Satz hoch, sein Stuhl kippte nach hinten, er riss die Tischdecke mit sämtlichen Tellern herunter, die meine Mutter uns noch nicht unter der Nase weggeschnappt hatte, oder stieß eine Faust in die Luft und brüllte.

Da macht man für die Familie den Packesel, und die Familie zieht einen in den Dreck.

Als könnte Rino Pietrafesa, von Beruf Versager, mir beibringen, wie man sich durchs Leben schlägt.

Ade', verschwinde.

Verschwinde!, und sein Hals wurde lang wie bei einer Henne kurz vorm Sterben, und das, vor allem das packte mein Blut und schüttelte es. Die Panik, auch er könnte sterben, wenn er so brüllte.

Meine Brüder wurden zu Salzsäulen, meine Mutter schlug die Hände vors Gesicht und fing an zu weinen, Rocchi', lass doch, Rocchi', ich bitte dich, beruhige dich.

Ich machte mit dem weiter, was ich aus all den Gründen, die Dottoressa Della Penna mir eines Tages erklären sollte, zu machen gelernt hatte, oder vielleicht nur, um mich zu versichern, dass er nicht tot war: Wie konnte er tot sein, wenn ich noch immer mit ihm sprechen konnte.

Papa, entschuldige, was habe ich denn Schlimmes gesagt, ich wollte dir doch nur erzählen, dass …

Verzieh dich, Ade', zischte mir meine Mutter ins Ohr.

Verzieh dich, brüllte mein Vater und klammerte sich an die Tischkante, seine Arme zitterten.

Also klammerte ich mich ebenfalls an den Tisch und schob mit dem Hintern den Stuhl zurück.

Stand auf.

Griff mir ein Glas oder eine Gabel oder das, was auf dem Tisch noch zurückgeblieben war, und wenn nichts mehr zurückgeblieben war, nahm ich meine Uhr ab, riss mir das Armband herunter, das sie mir zur Kommunion geschenkt hatten, schleuderte, was immer es war, zu Boden und brüllte ebenfalls und meistens, wieso, wieso, wieso.

Meine Brüder rührten sich nicht, meine Mutter weinte, mein Vater brüllte und boxte in die Luft und ich verschwand in meinem Zimmer.

Denn die große Neuigkeit in dem neuen Haus war, dass ich eines der drei Zimmer ganz für mich allein hatte.

Sie hatten es, wie auch alles andere, nach einem simplen Kriterium eingerichtet: Es muss flott gehen, dann hat man es hinter sich.

Dass ein Haus etwas anderes bieten könnte als ein Dach zum Schlafen über dem Kopf und einen gedeckten Tisch, konnten meine Eltern nicht ahnen, also ahnte ich es auch nicht.

Diese altrosa Tapete, diese gehäkelte Überdecke, dieser wuchtige, zweitürige Kleiderschrank aus glänzendem Hellholz kamen mir, mit der Menstruation und all den neuen Wörtern auf der Zunge, wie Indizien eines übertriebenen Luxus und deshalb unerträglich vor.

Etwas, für das man sich vor den Freunden aus den Niedrigen Häusern und vor allem vor Caterina schämen musste.

Denn sie hatte alles durchschaut, sie wusste Bescheid, und ihr Vater hatte recht.

Seit Rocco Habenichts reich geworden ist, ist er noch grantiger als früher, weil er so arm gewesen ist, dass er mit diesem Reichtum nichts anzufangen weiß, er kann nur schuften wie ein Packesel und bringt es nicht fertig, ein Mensch zu sein, das war es, was er gesagt hatte.

Also waren wir, auch wenn wir tatsächlich reich geworden waren, dennoch arm.

Arme mit Geld.

Die mit diesem Geld nichts anzufangen wussten.

Und tatsächlich, als ich meine Mutter endlich ihren Tränen, meinen Vater seinem Gebrüll und meine Brüder einander überlassen konnte, um das reiche Mädchen zu spielen, das sich in sein eigenes Zimmer verzog, fehlten mir alle.

Gott, ich bitte dich, mach, dass er morgen zum Frühstück wieder lächelt.

»Man sieht das Kind.

Nichts zu machen. In manchen Menschen sieht man es. Kaum trifft man sie, springt es einem in die Arme, sie schauen auf, um sich klar zu werden, wer man ist, sind absolut überzeugt, es *wirklich zu wissen*, und da ist es: das Kind. Oder es zeigt sich ganz unvermittelt in einem Flunsch, in einem Schweigen, einem deplatzierten Lächeln, in irgendeinem verräterischen Gesichtsmuskel, während es einen anfleht: Komm schon, lass du mich nicht auch noch im Stich. Sonst fange ich an zu brüllen, und es ist mir völlig schnuppe, wer recht hat, darum geht's gar nicht, es zählt nur, dass du mich lieb hast. Ja? Nein? Das will ich sehen. Denn wenn du mich nur lieb hast, wenn ich brav bin, zählt das nicht.

Ist klar, was ich sagen will? Die Menschen können zwanzig, vierzig, sechsundsiebzig, hundertzwei Jahre alt sein. Aber wenn man das Kind sieht, ist es nicht zu übersehen. Allerdings gibt es auch solche, bei denen man es nicht sieht. Mehr noch: Es erscheint geradezu unvorstellbar, dass sie irgendwann einmal klein gewesen sind, und doch muss es diesen Umstand gegeben haben. Aber sich vorzustellen, dass sie Wauwau statt Hund sagen, dass sie sich in die Windeln machen, zum ersten Mal ein Schwein sehen, nach dem Bad splitternackt auf der Wickelkommode liegen und mit den Beinchen strampeln, ist völlig unvorstellbar. Weil sie inzwischen so erwachsen geworden sind. So unweigerlich erwachsen. Sie sind klug und vernünftig geworden, haben ihre klaren Meinungen, treffen ihre klaren Entscheidungen und finden sich längs der Tage bestens zurecht, den anderen und sich selbst freund, um es mit Montale zu sagen.

Während sich die anderen Menschen, in denen man das Kind sieht, mit Torkelschritten fortbewegen, als wären sie gerade erst dem Krabbelalter entwachsen.

Mitunter rempeln sie etwas um, das einem sehr kostbar ist, und machen es kaputt. Aber nicht mit Absicht. Meistens tun sie sich sogar selbst dabei weh, schlagen sich den Kopf auf, klemmen sich den Fuß ein, kriegen eine Glasscherbe in die Hand und so weiter. Unterm Strich sind diese Menschen, in denen man das Kind sieht, gefährlicher als die unweigerlich Erwachsenen. Aber man verzeiht ihnen alles, eben weil sie es scheinbar nie mit Absicht tun. Sie sind auch nicht absichtlich nett und liebevoll, aber selbst das – ich kann mir nicht helfen und mir ist sonnenklar, dass es einen nervös machen sollte – finde ich rührend. Die netten Gesten der unweigerlich erwachsenen Menschen machen mich dagegen immer ein wenig ratlos und bringen mich ins Grübeln. Das alles ist ganz schön vertrackt und man riskiert eine Menge Fettnäpfchen, aber sobald man ein paar Leute kennt, muss man nun einmal einen Dreh finden, um zu wissen, wen man vor sich hat.

Und ich kenne wirklich eine Menge Leute.

Sie vertrauen sich mir an, weil ich mich um ihre Kinder kümmere.

Wenn ich Kinder sage, meine ich natürlich ihren Nachwuchs.

Aber nicht nur: Die Kinder, für die ich mich verantwortlich fühle, sobald ich einem Kind helfen will, sind die Kinder, die seine Eltern gewesen sind. Das sind Sie.«

Das Publikum lauschte ihm stumm und hingerissen, zusammengedrängt im Veranstaltungsraum einer Buchhandlung, die zu beengt war für all diese zumeist weiblichen Menschen. Höchstwahrscheinlich Mütter von Dottor Attanasios kleinen Patienten, genau wie ich. Diese Feuchtigkeit: Wer weiß, ob er jeder von ihnen dieselbe WhatsApp geschickt hat wie mir, überlegte ich, als ich mit Frida ankam und, obwohl wir überpünktlich waren, Mühe hatten, einen freien Platz zu finden. Du bist verrückt, sollte er antworten, als ich ihn ein paar Wochen später danach fragte, während er sich wieder anzog. Tatsächlich war mir die Nachricht, die drei Tage nach Fridas Untersuchung auf meinem Telefon aufploppte, auf den ersten Blick ganz persönlich erschienen.

„Sie nehmen doch Sofort Aufhören, richtig? Nebenwirkungen? Sollten die sich im Rahmen halten, könnten Sie am Donnerstag dorthin kommen.“ Er hatte mir die Einladung weitergeleitet, es ging um die Vorstellung seines Sachbuchs *Groß werden ohne Absicht.*

Aber dann hatte in der Buchhandlung Adele Dick dazwischengefunkt: Siehst du, wie viele Frauen hier sind? Guck mal, die da, wie jung die ist, die ist doch noch keine dreißig, guck mal, die andere da, wie die sich ins Zeug gelegt hat, um lässig elegant rüberzukommen, die war sogar beim Friseur, die da drüben ist bestimmt seine Frau, die in der ersten Reihe, interessantes Gesicht, Kampfanwältin mit Stupsnase. Wie konntest du nur glauben, ihm würde was daran liegen, dass ausgerechnet du heute Abend hier bist? Und überhaupt, was würde es für einen Unterschied machen? Er ist verheiratet, hat zwei Kinder, die Tochter ist bereits im Teenageralter, in seinen vierzig, fünfzig Jahren hat er sich neben vielem anderen offenbar auch darum gekümmert, sich in Sicherheit zu bringen, er hat sich ein Geheimversteck gebaut, die Hütte seines Lebens, um sich vor dem ewigen Sturm unendlich vieler möglicher Leben zu schützen, wohingegen du, Adele, noch immer herumeierst, weil dir, und nur dir, Adele, das unausgegorene Meisterwerk gelungen ist, eine Tochter, aber keine Hütte zu haben, und gib zu, dass du gehofft hast, deine Tochter brächte die Hütte als Mitgift, sie käme blind und zahnlos zur Welt, aber hätte den Bauplan dabei, doch so läuft es nicht, und jetzt stehst du wieder im üblichen, ewigen Sturm, wenn auch mit einem kleinen Mädchen im Arm. Bestimmt hast du Dottor Attanasio leidgetan, deshalb hat er dich eingeladen.

Oder, na ja, wenn ich jetzt so darüber nachdenke, wer weiß. Womöglich nahm ich in dieser Nachricht den Anfang von allem wahr und hatte Angst. Vor all dem Guten und all dem Schlechten, das wir einander antun würden? So groß ist der Unterschied nicht, denn wer weiß, was wir gut nennen und was schlecht, sobald jemand an unser Blut klopft und uns dort erreicht, wo wir allein nicht hingefunden haben.

Unterdessen war an jenem Nachmittag, während Adele Dick sich in ihren Fragen suhlte und Adele Mama Frida nachlief, die nach der ersten halben Stunde angefangen hatte, übermütig Bücher aus den Regalen zu reißen, der Moment der Publikumsfragen gekommen. Bald sollte ich erfahren, dass er es bei seinen Buchvorstellungen immer so machte, er hielt eine Vorlesung ab, einen Workshop für Eltern und Erzieher: Am liebsten war er allein auf der Bühne, ohne jemanden, der ihm Fragen stellte, und ließ sich dann vollständig auf die Zweifel und Fragen seines Publikums ein. Was schert mich Intelligenz oder Brillanz, ich will nützlich sein, pflegte er zu sagen.

»Dottore, wie kann ich Regeln aufstellen, ohne die Entfaltung meiner Tochter zu beschneiden?«

»Dottore, mein Sohn ist fünf Jahre alt und will noch immer den Schnuller, was bedeutet das?«

»Dottore, wie soll man einem Zweijährigen die Beziehung zwischen Jesus, Maria und Josef erklären?«

Unermüdlich hoben sich die Hände, und er hatte für jede eine Antwort, auf seinem abstrakten Gesicht lag der entspannte Ausdruck absoluten Zuhörens und gänzlicher Hinwendung, den er auch bei Fridas Untersuchung gezeigt hatte.

Bis der Buchhändler sich einschaltete, wenn Sie Ihre Bücher noch signieren lassen möchten, bleibt nur noch Zeit für eine letzte Frage. Die Frau in der ersten Reihe hob die Hand, die mit der Stupsnase, sie konnte also nicht seine Frau sein.

»Ist das Miteinander zwischen ganz kleinen Kindern von ungefähr einem Jahr wirklich so wichtig, wie alle behaupten? Wieso spielen sie dann in der Krippe fast immer allein vor sich hin?«

»Gute Frage, Giovanna.«

Sie mochten nicht verheiratet sein, aber sie kannten sich.

»Überlegen Sie mal, lassen Sie uns gemeinsam überlegen: Welcher Ort ist einer Kinderkrippe am ähnlichsten? Ich verrate es Ihnen. Es ist die psychiatrische Abteilung eines Krankenhauses. Denn an beiden Orten gibt es die anderen nur ab und zu, wenn sie einen anrempeln, beispielsweise, oder einem etwas aus der Hand reißen. Tatsächlich ist es so, wie Giovanna sagt: Das Kind spielt vor sich hin und der Psychiatriepatient raucht vor sich hin, jeder für sich allein. Für uns ist es offensichtlich, dass zur gleichen Zeit andere Kinder spielen, andere Patienten rauchen, andere Kinder und Patienten sacht vor sich hin schuckelnd in ihrem Sonstwo weilen … Ein einjähriges Kind und eine kranke Person kümmert das nicht, sie nehmen sich grundsätzlich als allein wahr: Und genau deshalb ist es wichtig, dass sie in Wirklichkeit nicht allein sind, denn für winzige, flüchtige Momente kann es ein wunderbarer Trost sein zu begreifen, dass diese Einsamkeit eine optische Täuschung ist. Aber wenn der andere nicht für sie da ist, was ist es dann?«, richtete er sich fragend an Giovanna, an alle. Ich nahm Frida auf den Arm, bis dahin hatte ich nur Bruchstücke der Antworten mitbekommen, so beschäftigt war ich, meiner Tochter hinterherzulaufen und mit Adele Dick zu streiten, doch unvermittelt war ich wieder am Gardasee, saß, in meinem Sonstwo weilend, Dottoressa Della Penna gegenüber.

»Was ist dann da?«

Wieder ließ er die Frage in der Stille schweben.

»Da ist nur schneeweiße, schimmernde Schlagsahne, die in ihrem Inneren immer voluminöser und dicker wird: Das ist ihre Angst, eine Angst ohne Ende und ohne Anfang, Millionen von Fragen, die in ihren Herzen pochen, aber unterm Strich nur eine einzige sind.

Eine einzige Frage.

Was tut die Welt?

Und Mama? Papa? Papa, Mama?

Was tun sie, während ich schlafe, während ich esse, während ich auf dem Töpfchen sitze?

Wo sind sie hin?

Das ist die Frage.

Zweifellos lautet die Antwort, dass die Welt nirgendwohin ist und stets fest an ihrem Platz bleibt, genau wie normalerweise die Eltern, sie bleiben an ihrem Platz, selbst wenn sie sterben.

Aber ein Kleinkind kann das nicht wissen.

Ein kranker Mensch hat es vergessen.

Der einzige Unterschied besteht also in der Furcht.

Denn ein kranker Mensch fürchtet sich vor allem.

Ein einjähriges Kind fürchtet sich vor nichts.

Ihm zu helfen, sich vor der Furcht, die es nicht hat, zu schützen, ist Aufgabe der Krippenerzieherinnen. Und natürlich vor allem von uns Eltern.«

Der Applaus übertönte seine Versuche, der Buchhandlung für ihre Gastfreundschaft und dem Publikum für seine Beiträge zu danken, und sofort bildete sich vor ihm eine lange Schlange zum Signieren der Bücher.

Geh und sag ihm Hallo, drängelte Adele Dünn, stör ihn nicht, warnte Adele Dick – und gewann.

Doch im Bett, als Frida, ihr Köpfchen wie heute Nacht neben mir auf dem Kissen, die Augen schloss und schlafend ihr Atem mir versprach, dass auch dieser Tag geschafft war – aber heute Nacht nicht: Nicht einmal sie kann mir das versprechen –, hat Adele Dünn ihm geschrieben. Von dem Moment an sollte sie die Sache zumindest bis zum Sommer allein in die Hand nehmen und Adele Dick nicht einmal mehr um Erlaubnis fragen, die grußlos von der Bildfläche verschwand, schlecht erzogen und undankbar wie alle sich verdünnisierenden Obsessionen – um, wie fast immer, einer anderen Obsession das Feld zu überlassen, die wir im ersten Affekt große Liebe nennen.

„Dottore, ich hätte da auch noch eine Frage: Ist es sehr schlimm, wenn diese schneeweiße, schimmernde Schlagsahne in mir niemals aufhört, mehr zu werden, auch wenn ich seit einundvierzig Jahren nicht mehr ein Jahr alt bin?“

Die Antwort kam umgehend, damit hatte ich nicht gerechnet, vielleicht hatte ich nicht einmal mit einer Antwort gerechnet: Es war nach zehn Uhr und ich stellte mir Dottor Attanasio in seiner Hütte vor, auf dem Sofa, vielleicht auf einem Bananensofa wie dem in seiner Praxis, die Füße seiner Frau im Arm, er halb sitzend, sie halb liegend vor einer politischen Satiresendung oder irgendeinem alten Film, Riesenbildschirm an der Wand.

Stattdessen: „Das würde ich nicht sagen. Auch weil einem das Kind, das man in manchen Menschen sieht, bei Ihnen förmlich zufliegt.“

„Und es fliegt auf Nachmittage wie diesen. Danke, das habe ich nicht gewusst, aber das hatte ich jetzt nötig."

„Ich hätte Ihnen und Frida gern Hallo gesagt, in ihrem weißen Kleidchen sah sie aus wie eine Wolke."

Also hatte er uns gesehen. Er hatte mich gesehen. „Ich wollte nicht stören, die Schlange reichte bis vor die Buchhandlung."

„Dann nehmen Sie es nicht?"

„Was?"

„Sofort Aufhören, das Medikament. Das Sie davon abhalten soll, sich darüber Gedanken zu machen, was die anderen (vor allem Ihrer Meinung nach!) denken, und es Ihnen erlaubt hätte, mir Hallo zu sagen, statt zu befürchten, Sie könnten stören."

„Aber da waren so viele Giovannas …"

„?"

„Giovanna, in der ersten Reihe, die letzte Frage."

„Darf ich das als Eifersuchtsbekundung verstehen?"

Ja, genau genommen war es das. „Würde mir im Traum nicht einfallen."

„Giovanna ist meine Steuerberaterin und hat vor Kurzem ein Kind bekommen. Besser?"

„Sie sah eher wie eine Anwältin aus."

„Strafrecht?"

„Hmmm. Nein. Familienrecht, würde ich sagen."

„Die Anwältin, die ich bräuchte …"

„Das tut mir leid." Er war also dabei, sich zu trennen. Deshalb hielt er statt der Füße seiner Frau das Telefon in der Hand. Ich glaube, das erste Gefühl war tatsächlich eine vage Enttäuschung: So geht es mir immer ganz instinktiv, wenn etwas endet. Sogar bei einem Lied im Radio, einem Weg: Bei den letzten Noten, den letzten Metern steigt in mir eine Einsicht der Ohnmacht auf, dass wir uns in den Minusgraden des Endgültigen gut zugedeckt fühlen und dennoch nackt sind, allesamt. Doch in diesem urvertrauten Gefühl zeigte sich mir die gleichsam stets unbekannte Lust des Anfangs.

Er wechselte hastig das Thema – weil er es bereute, dass er sich zu dieser Vertraulichkeit hatte hinreißen lassen, dachte ich.

„Frida?“

„Was?“

„Wie geht es ihr?“

„Gut. Nach dem Praxisbesuch habe ich mich beruhigt gefühlt und vielleicht auch sie dadurch beruhigt, wer weiß.“

„Je weniger Sie in Unruhe geraten, wenn Frida unruhig wird und ins Stocken gerät, desto schneller hört sie damit auf. Keine Sorge.“

„Danke.“

„Und du, Adele?“

Du. „Was?“

„Welche Farbe hast du heute Nacht?“

„Hellblau, würde ich sagen. Du?“ Du.

„Gelb. Ich bin zufrieden.“

„Das glaube ich. Das war eine perfekte Buchvorstellung, nicht nur wegen der vielen Leute. Sondern wegen der Energie. Da war eine unglaubliche Energie.“

„Du klingst wie Annamaria.“

„Wer ist das?“

„Meine Tochter. Wenn ihr etwas nicht gefällt, hat es wenig Energie, wenn ihr etwas gefällt, hat es eine unglaubliche Energie …“

„Wir Teenager sind nun mal so. ☺“

„Tatsächlich weiß ich nicht, ob ich in dir mehr das Kind oder die Adoleszentin sehe. Genauer gesagt, die Adeleszentin … ☺“

„Stell dir vor, das hat mich total umgehauen, als eines der Kids, die ich in einer Sendung interviewt habe, mich gesiezt hat. Wie bitte? In Ordnung, ich bin fünfunddreißig, aber siehst du nicht, dass ich neben dir in der Schule sitzen könnte, dass wir auf die gleichen Sachen abfahren?“

„Hahahaha. Wie alt warst du, als du mit *L'Adelescenza* angefangen hast?“

„Neunzehn. Ich war noch keine achtzehn, als ich bei *Hunger* dabei war.“

„*Hunger*?“

„Kennst du das nicht?“

„Vielleicht erinnere ich mich nicht mehr daran. Ich bin nun mal steinalt."

„Nämlich?"

„In einem Monat werde ich einundfünfzig."

„Aber in dir sieht man auch das Kind."

„Findest du?"

„Finde ich."

„Ist ein ziemlich trauriges Kind."

„Meins auch. Aber welches Kind ist das nicht?"

„Ich habe dreizehn Bücher geschrieben, um auf diese Frage eine Antwort zu finden."

„Ist es dir gelungen?"

„Nein. Verfluchte, gesegnete Kinder."

„Kinder sind allesamt unschuldig und herzlos."

„Stimmt. Sag mir was zu *Hunger*."

„Heute würde man es eine Realityshow nennen, glaube ich. Es war eine Doku."

„Über was?"

„Über fünf Mädchen, die Patientinnen in der Villa Lago waren, einer Klinik für Essstörungen."

„!!!!!"

„?"

„Ich glaub's nicht … Signorina Noch Mehr?"

„Ja, genau die. Den Spitznamen hatte mir die Chefärztin Dottoressa Della Penna gegeben."

„Darf ich dir sagen, dass ich dich jetzt gern umarmen würde?" Das hatte er bereits gesagt.

„Danke."

„Jetzt fällt mir alles wieder ein, ich habe mehrere Folgen gesehen, also eigentlich gehört … In der Zeit habe ich auf die Facharztprüfung gelernt, und aus dem Nebenzimmer kamen die Stimmen aus dem laufenden Fernseher herüber."

„Wo hast du studiert?"

„Oben, in Bologna. Aber ich bin unten geboren."

„Ich auch."

„Klar."

„Klar?"

„Das sieht man auch, genau wie das Kind. Signorina Noch Mehr, unfassbar, dass du es bist …"

„Jepp."

„Über dich wurde oft geredet."

„Oft geredet? Und mit wem?"

„Du warst ein Strauß seltsamer Blumen, die man normalerweise nicht allesamt bei einem einzigen Menschen findet."

„Ist das eine Kritik oder ein Kompliment?"

„Absolut keine Kritik. Aber auch kein Kompliment. Vielleicht eine nette Geste."

„Mir ging's echt mies."

„Ich erinnere mich noch ganz deutlich an eine Auseinandersetzung über die Abiturprüfung zwischen dir und dieser Ärztin. Du fühltest dich nicht auf der Höhe, aber sie meinte, du wärst es …"

„Aber nicht genug, ich hatte recht. Ich habe dann auch nur 58 Punkte gekriegt."

„Was für eine unerträgliche Schlappe für Signorina Noch Mehr."

„Ja, unerträglich."

„Was hast du dann studiert?"

„Jura. Aber ich habe den Abschluss nur gemacht, um meinen Vater zufriedenzustellen, genützt hat er mir nichts."

„Nicht einmal, um das Gesicht einer Anwältin zu erkennen."

„Und du? Wieso Medizin?"

Aus Leidenschaft, lautete die Antwort. Und er erzählte mir, wie er im Gymnasium war. Er kickte, spielte Bassgitarre, las Rilke. Ich erzählte ihm von mir. In diesen inexistenten Sondermüllsack sollte ich auch und insbesondere unsere Worte werfen, allesamt. Man müsste nur diese kleine Taste drücken – Löschen –, und sie würden verschwinden. Kilometer um Kilometer, die ich jetzt noch immer mit dem Finger auf dem Handydisplay durchscrolle, rauf und runter. Würde ich sie zählen, beliefen sich unsere Nachrichten allein an diesem Abend auf siebenhundertachtundvierzig. Und die letzten waren:

„Gute Nacht, Signorina Noch Mehr."

„Gute Nacht, Dottor Attanasio."

Dann legte ich das Telefon auf den Nachttisch, mein Blick fiel auf die Uhrzeit. Es war Viertel vor drei.

Frida schlief friedlich, der Schnuller war ihr aus dem Mund gerutscht, sie suchte ihn mit den Lippen, die Augen geschlossen. Ich schob mir ihre Füßchen zwischen die Beine, wo sie auch jetzt liegen, während ich nur an das Undenkbare denken sollte, das in der Welt geschieht, bereits geschehen ist – *die Statistiken zeigen, dass die Zahl der Intensivpatienten und leider auch der Verstorbenen erheblich gestiegen ist, wir müssen unsere Gewohnheiten unverzüglich ändern …*

Stattdessen bringt mich das letzte Telefonat mit Nicola zu unserem ersten Nachrichtenaustausch zurück und schleift mich hin, wo es will.

Der Fernseher kam mit dem neuen Haus, als wäre er, eingepackt in diese Wände, das eigentliche Geschenk.

Obwohl sie in zwei Zimmern mit Küche lebten und obwohl Caterinas Vater laut meinem Vater ein Versager war, besaßen die Pietrafesas einen, seit wir in die Grundschule gingen, und Caterinas Oma saß ständig davor – sie schienen eins zu sein: der Bildschirm, ihr Dutt und der Stuhl. Wenn es regnete oder meine Mutter nach dem Mittagessen meinem Vater in der Metzgerei helfen musste, ging ich zu ihnen, unsere alte Wohnung lag nur drei Hausnummern weiter, Caterina und ich hockten uns zu Omas Füßen und guckten mit ihr die *Springfield Story*. Bei der Titelmelodie musste ich immer ans Meer denken, auch wenn ich es noch nie gesehen hatte, und Caterina und ich taten so, als würden wir streiten, weil ich Reva vergötterte und es mir leidtat, dass bei ihrer Heirat mit Josh immer etwas dazwischenkam, aber Caterina behauptete, Reva sei böse, blonden Menschen traute sie grundsätzlich nicht. Die Oma brachte uns zum Schweigen, ich weiß Dinge, die ihr nicht verstehen könnt, aber auch sie war auf Revas Seite, wenn das Mädel nicht die Tochter der Kellnerin wäre, würde sich niemand erlauben, sie so zu behandeln, zum Glück hat sie Josh, der sie wirklich liebt, sagte sie.

Aber als wir in die Fünfte kamen, fing die Oma an, bettlägerig zu werden, der Fernseher wurde in ihr Zimmer bugsiert, das sie vorher mit Caterina geteilt hatte und das nun niemand mehr betreten durfte, nicht einmal Caterina, die fortan quer am Fußende des Elternbettes schlief. Bis es an einem Februarmorgen vorbei war; als ich auf dem Schulweg wie üblich bei Caterina vorbeiging, hing an der Haustürklinke ein schwarzes Band. Es war das erste Mal, dass jemand mir Vertrautes starb, ich hatte keine Großeltern, und so empfand ich sie auch ein bisschen als meine, diese Leere auf dem Stuhl, im Bett, dieses Band an der Haustür.

Einen Monat lang blieb der Fernseher aus, man durfte nur bei den Pietrafesas vorbeigehen, um sich in die Küche zu Caterinas Mama zu setzen und gemeinsam zu trauern.

Dann bekam Caterina den Fernseher, sie erzählte mir, ihre Oma hätte unter dem Kopfkissen ein Testament versteckt, in dem stand, nach ihrem Tod sollten ihre sämtlichen Kleidungsstücke an ihre Tochter gehen und der Fernseher an ihre heißgeliebte Lieblingsenkelin, so hatte sie es geschrieben, und mir kam es vor wie ein Überraschungscoup, der eher in die *Springfield Story* als in unser Leben passte, auch weil ihre Oma nicht schreiben konnte, aber ich sagte zu Caterina, du Glückliche.

Ich schätzte mich ebenfalls glücklich, denn ab da ging ich zu ihr, um Hausaufgaben zu machen, die ich in Wirklichkeit schon vorher erledigt hatte, und wenn ich zu ihr kam, klebte sie bereits auf dem Stuhl der Oma vor *Bim bum bam*, ich hockte mich auf meinen altgewohnten Platz, und so wurde es Abend.

Unter dem Fenster riefen die Freunde von nebenan nach uns, aber von uns keine Reaktion, wir guckten nicht einmal raus.

Dann zogen wir um und mir war, als verlöre eine Sache ihren Zauber, sobald man ihrer habhaft wird. Oder vielleicht hätte mir aufgehen müssen, dass es Menschen wie mir so geht. Denn meinen Brüdern ging es eher wie Reva mit Josh, kaum hatten sie den Fernseher auf dem zweistöckigen Rollmöbel aus Glas und Edelstahl in der Mitte des Wohnzimmers erblickt, hatten sie sich darin verliebt.

Jungs, wenn Papa nach Hause kommt und euch noch immer davor hocken sieht, gibt es Ärger.

Mama, bitte, wenn *Mazinger Z* vorbei ist, machen wir aus.

Ab mit euch, geht lernen, wenn ihr schlechte Noten kriegt, ist er enttäuscht und ihr auch.

Psst.

Zu ihm hätten sie niemals psst gesagt.

Bei ihr kam das schon mal vor.

Psst, Mama.

Nerv nicht.

Sch.

Sie gewannen immer. Ich, die sich bei allen ereiferte, argumentierte, redete, zu verstehen und mich verständlich zu machen versuchte, war bei meinen Brüdern noch immer genauso stumm wie vor der Menstruation, denn der mauernde Blick einer der beiden genügte, um mir zu verklickern, dass ich mir meinen Atem sparen konnte, keine Chance, selbst wenn es auf einen dieser Kräche hinauslaufen sollte, bei denen alles in die Luft zu gehen scheint und sich stattdessen womöglich setzt – Ade', Himmel noch eins, jetzt reicht's.

Und so quetschte ich mich ab und zu zwischen sie auf das Sofa aus schwerem Holz und grünem Stoff mit Lilien und Margeriten, auf dem man beim besten Willen nicht bequem sitzen konnte, steckte eine Hand in die Locken des einen und die andere in die Locken des anderen und kraulte ihnen die Köpfe, aber sofort begannen meine Beine zu kribbeln und ich musste aufstehen. Ich mochte *Die Rosen von Versailles*, *Georgie*, *Rock 'n' Roll Kids*, wo in jeder Folge etwas passierte, was einem ein Licht aufgehen ließ, wogegen man bei den Zeichentrickfilmen, die sie gut fanden, *Steel Jeeg* und *Mazinger Z*, jedes Mal wieder von vorn anfing. Jeeg geriet in Schwierigkeiten, aber am Ende war er doch immer stärker, und ich konnte mir keine großen Überraschungen und erst recht keine Ratschläge erhoffen, wie ich mich gegenüber Caterinas Cousin Candido verhalten sollte.

Denn als wären die Menstruation, der Redekitzel in meinem Mund, das neue Haus und die neue Schule für ein paar Monate nicht mehr als genug gewesen, hatte ich mich auch noch verliebt.

Auch deshalb war mir der Fernseher inzwischen ziemlich schnuppe. Hätte Candido dort auf dem Rollmöbel aus Edelstahl und Glas gethront, hätte die Sache anders gelegen.

Tatsächlich erzählten mir meine bevorzugten Zeichentrickfilme von ihm, auch wenn sie mich durcheinanderbrachten, weil Oscar dem Grafen von Fersen niemals ihre Liebe gestehen würde, aber Georgie hatte es bei Lowell getan, und Licia war noch schlimmer dran als ich, es war offensichtlich, dass sie Mirko liebte, aber sie konnte es ihm nicht sagen, weil sie es selbst nicht wusste.

Wenn meine Mutter zu Hause war und die Zwillinge dazu bringen konnte, in ihr Zimmer zu gehen und Hausaufgaben zu machen, bat ich sie.

Ma', setz dich zu mir.

Ade', siehst du nicht, wie viel ich zu tun habe.

Was denn alles?

Die Soße. Die Fleischklößchen. Was sollen wir sonst heute Abend essen?

Aber es ist doch erst vier.

Seit unserem Umzug war meine Mutter von einer Unrast befallen, die von den drei Zimmern der alten Wohnung in Schach gehalten worden war. Jetzt schien sich auch ihr Kopf um die neuen Quadratmeter zu erweitern, um sturmgebeutelte Quadratmeter, die sie, während wir beim Frühstück saßen, dazu zwangen, das Gemüse für die Mittagsnudeln nach der Schule anzubraten und, während wir die Nudeln aßen, den Boden zu fegen und zu wischen, und sobald wir vom Tisch aufstanden, gleich noch einmal: Besen und Scheuerlappen. Es kam nicht mehr vor, dass sie einen Hund betrachtete, der auf einem Mäuerchen schlief, sie sich im Bad einschloss, um sich aufs Klo zu setzen und in aller Ruhe *Intimità* zu lesen, und wenn mein Vater geschäftlich unterwegs war und zwei oder drei Tage in der Kleinen Stadt blieb, zog sie sich nicht einmal mehr das Nachthemd aus, warf sich nur einen Schal über und ging dem Tag entgegen wie Mazinger Z einem Feind, den Schrubber in der einen, den Eimer in der anderen Hand, dazu Zettel über Zettel, auf einen schrieb sie Mittagessen: Lasagne, gefüllte Zucchini, auf einen anderen Abendessen: Braten mit Ofenkartoffeln, reisgefüllte Tomaten, aber dann strich sie alles wieder aus, griff sich den nächsten Zettel und fing wieder von vorn an, Mittagessen: Lasagne, Ofenkartoffeln, Kalbsbries, Abendessen: Braten, reisgefüllte Tomaten, gefüllte Zucchini.

Hatte der Reichtum auch ihren Charakter verdorben?

Ja, nein.

Es war nicht nur das neue Haus, das die neue Mama hervorgebracht hatte.

Da war noch etwas anderes.

Ausgerechnet eine Folge von *Die Rose von Versailles* hätte mich darauf bringen können, wäre mein Blick in jenen Tagen, die noch alles Kommende in den Armen und in der Schwebe hielten, nicht von meinem eigenen Kram vernebelt gewesen. Eines Nachmittags hatte ich ihre Nerven dermaßen traktiert, dass sie sich irgendwann tatsächlich neben mich aufs Sofa setzte, wenn auch mit dem Hintern auf der Sitzkante, sprungbereit, den Blick starr auf ein Wohnzimmerfenster gerichtet, auf dem noch immer, ganz leicht, der Abdruck einer Hand zu sehen war.

Mama, bitte, du musst aufpassen.

Ade', komm schon, geh mir nicht auf den Zwirn.

Schau, Oscar sieht aus wie ein Junge, aber sie ist die Tochter vom Anführer der königlichen Garde, und obwohl sie ein Mädchen ist, will der Vater sie zu seinem besten Gardisten machen …

Hübsch, die Uniform.

Ja. Und das da ist Marie Antoinette, die zukünftige Königin.

Marie Antoinette, klar, die Geschichte kenne ich, die hatte ich in der Schule. Aber die sieht ja aus wie ein Kind.

Ist sie ja auch. Und die da ist die Gräfin Du Barry.

Die hat aber gelbe, gemeine Augen.

Sie ist ja auch gemein.

Will die auch Königin werden?

Sie hasst die Königin, aber sie ist die Favoritin vom Gemahl der Königin, dem Vater von Marie Antoinettes zukünftigem Mann, der jetzt noch Prinz ist.

Was soll das heißen, die Favoritin?

Ich deutete auf den Bildschirm: Die Du Barry mit ihrer blonden Prachtfrisur und dem übertriebenen lila Rüschenkleid goss gerade Gift in den Kelch des Mannes, der tags zuvor ihr Gemahl geworden war, und sie lachte und lachte und lachte, bis auch ihr Gesicht und die Arme ganz lila wurden. Dann wechselte die Szene, nun war sie im Gemach des Königs zu sehen, ihre Augen waren nicht mehr gelb, sondern wieder grün und versprühten kleine

Sterne, sie hakte den König unter und maunzte ihm ins Ohr: Sire, wir müssen reden …

Da sprang meine Mutter auf und fing an, mit dem Ärmel ihres Nachthemdes auf der betatschten Fensterscheibe herumzureiben.

Das habe ich nicht von dir erwartet, Ade'.

Was denn?

Dass du dir diesen Schweinkram ansiehst.

Das ist kein Schweinkram, das ist die Geschichte der Französischen Revolution.

Was hat diese Nutte mit der Französischen Revolution zu tun?

Das ist keine Nutte, Mama, sondern die Favoritin des Königs.

Sollte nicht die Königin die Favoritin des Königs sein? Es ist Viertel nach vier, ich bin mit allem hinterher, Ade', und heute Abend kommt dein Vater wieder, hilf mir beim Hemdenbügeln, na los.

Aber es gab nicht ein einziges Hemd zu bügeln.

Dann geh in dein Zimmer, ich muss die Fliesen bohnern, als ihr aus der Schule gekommen seid, habt ihr den ganzen Matsch reingetragen.

Ihre Wangen wurden leichenweiß und sie presste die Kiefer aufeinander, als wollte sie mir etwas sagen, könnte aber nicht. Schon bald sollte ich dahinterkommen, dass sie sehr wohl konnte, aber nicht wollte – noch nicht.

Was ist los, Mama?

Ich habe einen Haufen zu tun, siehst du das nicht?

Auf dem Fußboden war eine hauchfeine Schlammspur.

Dein Vater hat recht, ich sollte euch die Fliesen putzen lassen, wenn ihr so einen Dreck macht, sagte sie, mit einer Stimme wie eine Rasierklinge, die ich noch nie bei ihr gehört hatte.

Ich kann's machen, wenn du willst.

Lass gut sein.

Na dann.

Dann drehte sie sich zu mir um, nahm mein Gesicht in die Hände, hielt es fest, zog es zu sich heran und drückte mir einen Kuss auf die Lippen.

Du bist mein geliebter Schatz, sagte sie.

Jetzt, erst jetzt – während Frida mir die Füßchen in den Rücken rammt und ich sie machen lasse, weil ich heute Nacht sowieso kein Auge zutun werde – weiß ich, dass sie nicht wütend auf mich war. Doch in dem Moment fühlte ich mich erleichtert, ich sagte mir, dass dieser zusammengepresste Kiefer vielleicht nur eine Fernsehreklame gewesen war, die nichts mit unserem Leben zu tun hatte, wie wenn ich *Georgie* guckte und plötzlich ein Mädchen auftauchte und erzählte, wie weich ihre Binden seien: Offenbar benehmen wir uns bei dem ganzen Geglotze irgendwann genau so, dachte ich, aber Hauptsache, Georgie kehrte nach der Werbung zurück, wie jetzt meine Mutter mit diesem Kuss zurückgekehrt war. Sie streichelte mir mit dem Handrücken über die Wange, mein geliebter Schatz, wiederholte sie, dann kniete sie sich hin, um mit dem Scheuerlappen über den Boden zu gehen, ihre Wangen waren wieder lebendig, die weiche Stimme die ihre.

Vielleicht ist das der richtige Moment, dachte ich.

Und versuchte es: Mama?

Ade'.

Du weißt doch, wer Candido ist?

Welcher Candido? Der Sohn von dem anderen Pietrafesa, dem Bruder von Rino, dem Barbier?

Genau.

Hübscher Bursche.

Er geht auf meine Schule.

Weißt du noch, wie wir alle zusammen zum Ostermontagspicknick an den Wildbach sind? Wir drei, die Zwillinge waren noch nicht geboren, Caterinas Familie, sogar die Oma war mitgekommen, und Candidos Familie war auch da. Du warst vielleicht zwei, drei Jahre alt.

War er nett zu mir?

Was meinst du mit nett? Ihr wart zwei Winzlinge, habt Fangen gespielt. Nach dem Picknick. Nach dem Picknick sind wir alle barfuß in den Bach, daran erinnere ich mich noch genau.

Candido auch?

Keine Ahnung, ich glaube schon. Aber wieso die ganze Fragerei zu Candido?

Ich glaube, ich habe mich verliebt.

Na und.

Und da ist es endlich wieder und erstrahlt auf den wiederbelebten Wangen, das Lächeln meiner Mutter. Das hatte mir am allermeisten gefehlt, seit wir in das Reichenhaus gezogen waren. Aber nun machten wir es endlich wie Reva und Georgie und Marie Antoinette, wir redeten von Liebe und sie feuerte die Geheimwaffe ab.

So nannte mein Vater das.

Ich habe da dieses Mädel gesehen, nach dem Gottesdienst, hellgraues Trägerkleid, große Korkenzieherlocken, sie hielt ihre Äuglein gesenkt, wirkte ganz schüchtern und verschreckt, aber während ich sie ansah, hat sie die Geheimwaffe abgefeuert und mir ins Herz geschossen.

Nur wenn er von dieser ersten Begegnung sprach, benutzte er solche Wörter – hellgrau, Korkenzieherlocken, Äuglein, Herz.

Seit eure Mutter mich angelächelt hat, war mir klar, dass sie meine Frau werden musste.

Ich erinnere dich daran, dass du noch drei andere Freundinnen hattest, Rocco …

Und wo sind die hin, Tere'? Die sind nach diesem Lächeln allesamt verschwunden, auf der Stelle.

Denn bis zu jenem Sonntagmorgen hatte Rocco Habenichts nur selten ein Lächeln gesehen. Und er tat sich schwer, den wenigen, die ihm unterkamen, zu trauen.

Will die mich verarschen?

Will die mich abziehen?

Was will die?

Doch das Lächeln der Apothekerstochter Teresa Di Pasquale hatte ihn ins Herz getroffen, ehe er sich fragen konnte, wer sie war.

Es war nicht leicht gewesen, Enrico Di Pasquale von einem Habenichts zu überzeugen.

Vielmehr hatte es sich als unmöglich erwiesen.

Als meine Mutter ihn zum ersten Mal zum Mittagessen mit nach Hause brachte, hatte der Großvater, den ich nie kennengelernt habe, die Panzerotti al mosto zum Nachtisch halb durchgeschnitten, ganz gewissenhaft, und die Großmutter, die ich nie kennengelernt habe, hatte dem Bruder meiner Mutter eine Hälfte aufgetan, dem zweiten Bruder eine, dem dritten Bruder eine, eine der Schwester und eine meiner Mutter.

Als sie mir auch einen halben Panzerotto auftun wollte, packte ihr Mann sie hart am Handgelenk, und eure Großmutter, Friede ihrer Seele, ließ das Tellerchen auf den Tisch klirren, dass es fast zerbrochen wäre.

Und was hast du gemacht, Mama?

Was sollte ich machen, Ade', ich habe weitergegessen.

Hat niemand was gesagt?

Mit eurem Großvater war nicht zu scherzen.

Deshalb hab ich auch nicht gescherzt und bin aufgestanden und weg.

Aber ehe er weg ist, hat er sich aufs Höflichste verabschiedet. Ich habe stattdessen abgeräumt und dann angefangen zu heulen.

Angeblich wiederholte sich diese Szene mindestens fünfmal. Aber nichts zu machen, Enrico Di Pasquale dachte gar nicht daran, seine jüngste und hübscheste Tochter mit dem da, wie er ihn nannte, zu verheiraten.

Du weißt doch, was man im Dorf sagt, oder, Tere'? Dass Peppe Habenichts, der Vater dieses Galgenvogels, den du dir in den Kopf gesetzt hast, nicht gestorben ist, als er gestorben ist, sondern zu seinem Bruder nach Caracas abgehauen ist, weil er nichts davon hielt, seine Schulden zurückzuzahlen.

Papa, ich glaube, das sind Gerüchte, ich bin das Grab vom Vater doch mit Rocco besuchen gegangen.

Wie? Du hast was gemacht?

Nichts, Papa.

Was hast du gemacht?

Entschuldige, Papa.

Ab heute verlässt du eine Woche lang das Haus nicht mehr, nicht mal zur Schule gehst du. Dann werden dir die Flausen schon vergehen, mit bettelarmen Leuten auf'm Friedhof zu lungern!

Und so haben wir uns zwei Jahre lang heimlich getroffen, nach dem Gottesdienst hinter der Kirche, und dein Vater brachte mir jedes Mal ein kleines Geschenk mit, eine Blume, eine Praline, eine Postkarte. Aber das vertraute meine Mutter nur mir an, wenn wir allein waren und ich sie drängte: Erzählst du es mir?

Erzählst du es mir?

Ich war sechzehn Jahre alt und ging auf die Kindergärtnerinnenschule im Nachbardorf, ich war sogar ziemlich gut, weißt du, und auch deshalb passte es deinem Großvater nicht, dass ich meine Zeit mit jemandem verplemperte, der nur die Grundschule gemacht hatte. Mit meiner Mutter redete ich darüber, ich sagte, hör mal, Rocco ist nur nicht zur Schule gegangen, weil er kein Geld hatte und nach dem Tod des Vaters seinen Bruder und seine Schwester großziehen musste, er ist fix im Kopf, fixer als all meine Klassenkameraden zusammen. Bei meinem Vater traute ich mich nicht, das zu sagen ... Aber ich bin mir sicher, wenn er heute noch hier wäre und den Supermarkt sehen und begreifen würde, was für ein tüchtiger Kerl der Bursche ist, dem er keinen Panzerotto geben wollte, würde er uns beide um Verzeihung bitten, mich und deinen Vater, denn er hatte ein gerechtes Herz. Krank, aber gerecht.

Und wie es nur den Gerechten widerfährt, war mein Großvater denn auch im Schlaf gestorben, ehe meine Mutter ihren Abschluss machte, ehe der ältere Bruder die Apotheke verkaufte, um einen Jeansshop auf der anderen Seite des Monte Panettone zu kaufen, ehe der mittlere Bruder ihn pleitegehen ließ, ehe mein Vater die Metzgerei eröffnete, ehe meine Großmutter eine Lungenentzündung bekam, die sie, die Hand in der Hand meiner Mutter, drei Tage nach der Hochzeit meiner Eltern dahinraffen sollte, ehe ich geboren wurde, mein Vater das blaue Auto kaufte, die Zwillinge geboren wurden.

Ehe die Metzgerei zu einem Supermarkt wurde, dem ersten am Monte Panettone, und wir in das neue Haus mit drei Schlafzimmern und Fernseher zogen.

Ehe ich mich zum ersten Mal verlieben und endlich mit meiner Mutter darüber sprechen und mir das Geschenk ihres Lächelns verdienen sollte.

Es ist wunderbar, verliebt zu sein, Ade', sagte sie. Ich wollte, dass sie sich wieder aufs Sofa setzte, diesmal bequem, und mich aufforderte, setz dich zu mir, lass hören, erzähl. Stattdessen wischte sie noch immer auf den Fliesen herum, ging ins Bad, um den Scheuerlappen auszuspülen, und ich hinterher.

Aber ich habe keine Ahnung, ob er mich auch liebt.

Wieso weißt du das nicht? Sie wandte mir den Rücken zu, doch sie lächelte noch immer, das spürte ich.

Weil ganz viele Mädchen um ihn rumschwirren.

Wenn er ein Gockel ist, lässt du am besten sofort die Finger von ihm.

Nein, ich glaube nicht, dass er ein Gockel ist, im Gegenteil. Er redet nicht viel, und wenn er mich mit Caterina trifft und stehen bleibt, um uns Hallo zu sagen, ist er immer nett …

Macht er dir kleine Geschenke? Eine Praline, eine Blume?

Mama, komm schon … Er weiß nicht mal, wie ich heiße.

Dein Vater wusste das auch nicht, aber als er mich sah, hat er sich sofort schlaugemacht.

Das war doch nur so gesagt, Mama. Klar weiß er, wie ich heiße, aber ich glaube, für ihn bin ich nur die Freundin von Caterina …

Und was soll diese Verliebtheit dann sein? Etwas, das du im Alleingang machst?

Ja, genau so war es. Candido war etwas, das ich im Alleingang machte.

Alles hatte an einem der ersten Tage am Gymnasium angefangen, in diesem seltsamen September, in dem der Sommer nicht lockerließ und dem Werben des kalten Windes, der bereits seit Ende August vom Monte Panettone herunterblies, nicht nachgeben wollte.

Caterina und ich waren gerade auf dem Heimweg und er hatte nach seiner Cousine gerufen.

Cateri'.

Wir hatten uns umgedreht, und er war auf uns zugekommen.

Ciao, Candido, hatte sie gesagt.

Ciao, Adele, hatte er zu mir gesagt.

Ciao.

Und? Wie läuft's so im ersten Jahr am Gymnasium?

Pff, hatte Caterina geantwortet.

Gut, hatte ich geantwortet, auch wenn wir alle noch ein bisschen zugeschnürt sind, in unserer Klasse sind mindestens fünf von außerhalb … Ein Mensch ist doch schon was Absurdes, nicht? Jeder hat einen Mund, Augen, Beine, und doch ist keiner so wie der andere, und ich schaue mir unsere Klassenkameraden an und kann nicht mal sagen, ob sie schön oder hässlich sind, so neu sind sie.

Wenn sie einmal zu reden anfängt, hört sie nicht mehr auf, hatte Caterina zu ihrem Cousin gesagt, Adele lebt in ihrer eigenen Welt.

Er hatte gelacht. Er hatte himmelblaue Augen, wie sie im Dorf nur die Familie seiner Mutter hatte, und da fiel mir ein, dass Caterina, ihre Eltern und die Oma ihn, als wir klein waren, den kleinen Prinzen genannt hatten. Wegen dieser besonderen Augen und weil er gestikulierte und sich bewegte wie einer, der mit Madame Du Barry und ihrer Entourage in Versailles aufgewachsen war. Aber wo war ich gewesen, während der kleine Prinz zu diesem Jungen wurde, der nun vor mir stand und den Drang in mir weckte, nur kluge Dinge zu sagen, obwohl ich, je mehr ich mich bemühte, nur Blödsinn verzapfte?

Ich mag die Mathelehrerin, sie erinnert mich an meine Tante, die große Schwester meiner Mutter, aber nur, weil beide schielen, nicht wegen ihrer Art.

Aber Zappamura, der für Italienisch und Latein, ernährt sich offenbar von Zitronen, wieso ist der immer so mies drauf?

In Geschichte sind wir bis zu den Assyrern gekommen, aber wisst ihr, an die Assyrer habe ich nie richtig geglaubt …

Es geht nicht darum, an sie zu glauben, hatte Candido eingeworfen.

Ich hab's dir doch gesagt, Adele lebt in ihrer eigenen Welt, hatte Caterina wiederholt.

Was soll ich euch sagen? Diese Geschichte von den Assyrern und den Babyloniern hat mich nie überzeugt.

Inwiefern? Erklärst du's mir?

Er hatte mich angesehen, ich hatte ihn angesehen: Schon war alles gelaufen.

Bei dem Thema langweile ich mich immer, schon in der Grundschule und in der Mittelschule habe ich mich gelangweilt.

Ach, darum geht's, er hatte wieder gelacht, diesmal nicht aus Höflichkeit, sondern von Herzen. Caterina fiel mit ein und ich ebenfalls, ich fand nicht, dass ich etwas besonders Lustiges gesagt hatte, aber ich lachte. Weil er lachte und weil er, während er lachte, die Nase krauszog, ich war froh, etwas von ihm zu entdecken, und noch in derselben Nacht sollte ich, wie meine Mutter es ausdrückte, mit meinem Alleingang beginnen.

Denken: Candido zieht die Nase kraus, wenn er lacht.

Wenn er einen frischen Haarschnitt hat, lugen seine Ohren in den ersten Tagen ganz nackt neben seinem Gesicht hervor und stehen ein bisschen ab.

Er hat eine helle Jeansjacke. Er hat eine Schwester, die Imma heißt, und eine, die Antonella heißt, er ist am dreiundzwanzigsten April geboren, er ist der Beste in seiner Klasse, vor allem in Mathe, er ist Juve-Fan, hat viele Freundinnen, die sich heimlich nach ihm verzehren, aber er war nie mit einer zusammen, sogar Franca Carlomagno hatte ein Auge auf ihn geworfen, aber sofort kapiert, dass daraus nichts wird.

Und er hat blindes Vertrauen in die Assyrer und die Babylonier.

Ein bisschen erkundigte ich mich bei Caterina, ein bisschen schlenderte ich in der Pause vor Candidos Klasse auf und ab und machte mir meine Gedanken, und wenn es Zeit zum Schlafengehen war, nahm ich meine Erkenntnisse und Gedanken mit ins Bett, und statt Sehnsucht nach meinem Vater, meiner Mutter und meinen Brüdern auf der anderen Seite der Wand zu haben, hatte ich in diesem Reichenzimmer endlich das Gefühl, er wäre bei mir.

Gott, ich bitte dich, mach, dass Candido mich liebt.

Denn es gab durchaus Abende, an denen Gott für meine nebenan sitzenden Eltern nicht behelligt werden musste und ich ihn um diesen kleinen persönlichen Gefallen bitten konnte.

Es gab Abende, an denen er vor dem Abendessen von seinen Reisen in die Kleine Stadt zurückkehrte, wenn der Himmel noch orange war und die Sonne sich hinter dem Monte Panettone zu verstecken begann.

Tere', lass uns einen Spaziergang machen, sagte er.

Ich bin gar nicht zurechtgemacht, Rocchi', hättest du eher was gesagt.

Wirf dir den Mantel über und auf geht's, na los, hab dich nicht so.

Aber schau doch, ich bin schon im Nachthemd, log sie, denn sie hatte es seit dem Aufstehen gar nicht ausgezogen.

Wirf dir den Mantel über, und er stand schon an der Tür, die Hand auf der Klinke, bereit zum Aufbruch.

Meine Haare sind gar nicht gewaschen, was, wenn ich jetzt jemanden treffe und der mich so sieht.

Mama, du bist wunderschön, komm her, ich mache dir einen Zopf.

Ade', also bitte, was denn für einen Zopf. Sie krempelte sich die Ärmel des Nachthemdes auf, kratzte sich am Hals, ging in die Küche, rührte die Soße um, hoffentlich ist genug Salz dran. Dann verzog sie sich ins Bad, um sich rasch das Gesicht zu waschen, den Hals mit Rosenwasser einzusprühen, sich selbst einen Zopf zu machen.

Los, Tere', sonst wird's dunkel.

Sie zog sich die Pantoffeln aus, schlüpfte in die Stoffmokassins, wenn der Wind nicht vom Monte Panettone herunterblies, und in die Galoschen, wenn er herunterblies, warf sich den Mantel über und verließ das Haus.

Im Nachthemd und am Arm meines Vaters.

Nach zwanzig Minuten oder einer halben Stunde kamen sie zurück.

Mein Vater half ihr aus dem Mantel, meine süße Teresina, gab ihr einen Kuss auf die Stirn und einen auf die Wange.

Es waren Küsse, die ich nicht verstand, die mir gar nicht wie Küsse vorkamen. Die Küsse in der *Springfield Story* waren eine Sache von Leben und Tod, als könnten Reva und Josh und all die anderen beim Küssen nicht mit einem Freund oder einer Freundin reden, einen Spaziergang machen, sich ein Eis holen, nein, sie konnten nichts anderes tun als das, sich küssen, selbst wenn sie jemanden damit zum Weinen brachten, jemanden umbrachten – tatsächlich war das mehr als einmal passiert, die arme Hillary.

Die Küsse meines Vaters hingegen konnten genauso gut nicht auf diese Stirn und diese Wangen gedrückt werden. Sie konnten ebenso gut ein Schwatz über den Wind oder über den Supermarkt sein, Pralinen, wie meine Mutter sagte, Postkarten, und sie wären genauso süß gewesen und hätten keinen der beiden je in Gefahr gebracht.

Auch der Kuss, den meine Mutter mir an jenem Nachmittag gegeben hatte, war eher wie einer der Küsse, die mein Vater ihr nach ihren Spaziergängen oder nach dem Abendessen auf dem Sofa gab.

Denn wenn mein Vater gut gelaunt war, sagte er nach dem Essen zu meinen Brüdern, gute Nacht, Jungs, was so viel bedeutete wie, jetzt gehört der Fernseher mir und eurer Mutter.

Sie streckte sich halb auf dem Sofa aus, ich habe nie begriffen, wie ihr Rücken das aushielt, er machte es sich halb sitzend am anderen Ende bequem und nahm ihre Füße in den Arm.

Sie schauten *Fantastico, Spiel ohne Grenzen* oder was gerade lief. Es war unwichtig, denn mein Vater streichelte ihre Füße, starrte auf den Bildschirm, inzwischen waren seine pechschwarzen Augen sowieso in die weite Ferne gerichtet, vielleicht auf den nächsten Morgen, auf die eingehenden Bestellungen, denen er bereits entgegensah, oder auf jenes Wer-weiß, das meiner Mutter das Lächeln raubte und von dem, wie ich später herausfinden sollte, als ich ebenfalls anfing, hartnäckig in dieselbe Richtung zu starren, nicht einmal er zu sagen vermochte, wo es lag und wer dort lebte.

Deshalb waren da weder Pippobaudos noch Ninifrassicas oder Corradis: Da war sie, die ihn anguckte, der, ohne hinzugucken, fernguckte.

Doch wenigstens fluchte niemand, niemand boxte in die Luft, und in meinem Zimmer war eine Art Frieden zu spüren.

Gott, ich bitte dich, mach, dass Candido mich liebt.

Mir blieb keine Zeit, diesem Gott nachzuweinen und mir für meine Bitten einen anderen auszudenken, wie ich es instinktiv immer tue, sobald es mir mit einem Wunsch wirklich ernst ist: Am nächsten Morgen, noch ehe Frida aufwachte, fand ich bereits zwei Nachrichten vor.

„Guten Morgen." Das hatte er um sechs Uhr zweiunddreißig geschickt.

„Was machst du." Sieben Uhr dreizehn.

„Ich starre an die Decke."

„Was sagt sie."

„Sie lügt."

„Dann glaub ihr."

So ging es über Wochen, über drei, um genau zu sein. Während ich Frida anzog, sie in die Krippe brachte, während ich Drehbücher für Deliverù schrieb, während ich dem Mama-Chor vor der Krippe lauschte, während ich darauf wartete, dass das Badewasser warm wurde, während ich das Gemüse in den Mixer steckte. Statt mit Leib und Seele in Tätigkeiten aufzugehen, von denen ich bis zwei Jahre zuvor niemals geahnt hätte, dass sie über irgendjemandes Tage, geschweige denn über meine, hereinbrechen und sie aussaugen könnten, war ich beim Windelnwechseln, Zuhören, Warten und Mixen unversehens mit den Gedanken bei der Nachricht, die ich gerade bekommen hatte oder gleich verschicken würde.

Frida gedieh derweil prächtig. War sie es, die ein Jahr zuvor den Kokon der Möglichkeiten aufgebrochen hatte, um zu dem Menschen zu werden, der sie ist, und damit auch mich ermuntert hatte, den meinen aufzubrechen? Oder war ich es, die vor einem Jahr endlich abgelassen hatte von dem, was seit meiner Mutterschaft aus meinem Leben geworden war, und ihm, fortgeschleift von Nicolas Nachrichten, einfach zugestand, zu meinem Leben geworden zu sein, was wiederum Frida dazu ermunterte, ihr eigenes zu bewohnen? Ich begriff es nicht und werde es auch heute Nacht nicht begreifen. Doch der Frühling schritt schüchtern voran, die Tage begannen sich zu strecken, und auch wir beide waren nach einem achtundzwanzig Monate langen fünfundzwanzigsten November wie der März geworden.

Die Wörter auf ihrer Zunge lösten sich immer geschmeidiger und weniger stolperig, sie mochte Pasta alla bolognese, die sieben Zwerge und *Mascha und der Bär*; Fenchel, Tauben und *Dora* mochte sie nicht. Sie betrachtete sich mit Hingabe im Spiegel, jeden Abend musste ich ihr das Pippi-Langstrumpf-Faschingskostüm aus dem Schrank holen, weil sie sich zum Abendessen verkleiden wollte, und war magisch angezogen von den wenigen Schminksachen, die in meinem Beautycase vor sich hingammelten. Aber dann sollten sie doch nicht vergammeln, denn eines Tages bat mich eine Nachricht:

„Schickst du mir ein Foto, auf dem du lächelst?"

Genauso hektisch, wie sie alles tat, schmierte sich Adele Dünn, von achtzehn Jahren Maskenbildnerinnen bei *L'Adelescenza* verwöhnt, mehr schlecht als recht Make-up ins Gesicht. Stäubte sich Puder auf die Nase, verlängerte die Wimpern mit Mascara, die, alt wie sie war, kleine schwarze Krümel um die Augen hinterließ. Also wusch sie sich alles wieder herunter, versuchte es erneut, Make-up, Puder, Lidschatten, keine Wimperntusche. Sie lächelte und fotografierte sich, mindestens zweiunddreißig Mal. Dann, weil bereits sechzehn Minuten seit der Nachricht vergangen waren und sie nicht den Eindruck erwecken wollte, sich für diese Antwort mächtig ins Zeug gelegt zu haben, schloss sie die Augen und schickte irgendeines der zweiunddreißig Fotos.

Zum ersten Mal hatte Nicola die Möglichkeit durchblicken lassen, dass es außer unseren Worten noch etwas anderes gab. Denn bis zu dem Moment waren wir nur das, Worte, und dennoch hatte nichts mir je so sehr das Gefühl gegeben, jemand würde mich ansehen, meinem Atem lauschen, mich festhalten. So sehr, dass ich weder seine Stimme noch seine Hände vermisste. Ich harrte auf sie, aber ich vermisste sie nicht. Wohingegen ich jetzt alles vermisse und auf nichts mehr harre.

„In deinem Lächeln liegen mindestens dreizehn Leben."

„Ich bin immer eher meinen Tränen gefolgt."

„Dieser elende Dolorismus."

„Das ist keine Attitüde."

„Ich weiß, deshalb nervt es mich ja so. Wenn du dich ein bisschen mehr auf dieses Lächeln verlassen würdest, wäre das ein wahres Fest, für dich und für die Welt. Was machst du?"

„Ich gehe mit Deliverù zu einem Meeting. Du?"

„Ich höre einer Mutter zu, die sich darüber beklagt, dass in der Krippe keine Buchweizennudeln serviert werden."

„Machst du ihr Vorhaltungen wie mir oder nickst du anteilnehmend?"

„Die Vorhaltungen hat sie sich selbst gemacht: Entschuldigen Sie, wenn ich da ein bisschen verbohrt bin, hat sie gesagt. Ich habe geantwortet, dass es *ein bisschen* nicht mehr gibt, sobald man Eltern wird. Die Frau hält sich für *ein bisschen* verbohrt, am liebsten hätte ich hinzugefügt: Wenn Ihr Kind größer wird, werden Sie ihm wie eine arme Irre vorkommen. Wir alle glauben, wir könnten *ein bisschen* untreu, *ein bisschen* egoistisch, *ein bisschen* traurig sein: Für unsere Kinder werden wir früher oder später zu verdammten Zwangsbetrügern, Mistkerlen, Verzweifelten."

„Stimmt."

„Aber die Frau hat sofort angefangen, von Buchweizen zu reden. Der sei sehr viel besser für die kindliche Entwicklung, sagt sie."

„Und du?"

„Ich nicke anteilnehmend."

So ging es drei Wochen lang.

Noch ehe ich die Augen richtig aufschlug, legte ich los, guten Morgen, und hörte nicht mehr auf, denn wenn Frida nachts nach mir rief, beruhigte ich sie und griff zum Telefon, bin wach, du? Es war, als machte ich mir über das, was sich bei mir abspielte, nicht meine eigenen Gedanken, sondern als machte ich sie mir mit ihm. Der sich ebenfalls seine Gedanken mit mir machte, allerdings ständig von seinen Kindern Annamaria und Francesco anfing, weil Annamaria eine schlechte Note bekommen hatte oder der neunjährige Francesco sich beim Kicken das Knie aufgeschlagen hatte, aber über seine Frau nie ein Wort verlor. Es war, als bestünden seine Tage aus Arbeit, Patienten, Kindern, Erinnerungen, alten Lieblingsbüchern und -liedern, doch während ich dauernd den einen oder anderen Ex ins Spiel brachte, war die einzige Frau, für die in seinen Nachrichten Platz war, ich, ihre Empfängerin. Aber auch da bin ich mir heute Nacht nicht mehr sicher. Denn als es mir noch möglich gewesen wäre, dem, was vor sich ging, zu widerstehen oder es zumindest zu begreifen, fragte ich mich nicht, wie es um seine flüchtig angedeutete Trennung stand, ob sie schon mit Annamaria und Francesco gesprochen hatten, wo er schlief und wo seine Frau.

Womöglich lag es daran, dass seit drei Jahren niemand mehr eine Kamera auf mich gerichtet und ich mich, obwohl ich seit meiner Erkrankung mit fünfzehn nichts anderes zu tun gewohnt war, ebenfalls nicht mehr in den Mittelpunkt gestellt hatte … Aber das allein konnte es nicht sein: Da war noch etwas anderes.

Da war etwas, das mich anzog, eben weil es mich auf Abstand hätte bringen sollen. Also stellte ich mir keine Fragen, und ihn bat ich nur: noch mehr.

»Mehr, noch mehr, ist dir das, was du hast und bist, etwa nie genug, unersättliche Signorina Noch Mehr?« Seit diesem Wortwechsel mit Dottoressa Della Penna am Ende einer Gruppensitzung hatte ich meinen Spitznamen weg.

Doch so unersättlich mein Hunger auch war, seit Fridas Geburt stand mir das Büfett der Welt nicht mehr uneingeschränkt zur Verfügung, es strotzte nicht mehr vor Straßen, die ich noch nicht durchquert, Unterhaltungen, die ich noch nicht geführt, Sonnenaufgängen, die mich noch nicht überrascht, Männern, mit denen ich noch nicht geschlafen hatte. Die Städte waren nun solche, durch die ich Fridas Kinderwagen schieben konnte, die Unterhaltungen solche, die Frida mitbekommen oder unterbrechen konnte, die Sonnenaufgänge solche, bei denen ich darauf achtete, dass ihr Licht von meinem heimlichen Beobachtungsposten nicht ins Schlafzimmer fiel und Frida weckte.

Also.

Also erlaubt mir die Welt vielleicht, während sie mich zwingt, mich auf Fridas Maß zu bringen, endlich mein eigenes Maß zu finden. Also will ich von Nicola vielleicht nicht noch mehr, weil er einer der vielen Männer ist, mit denen ich noch nicht geschlafen habe, sondern weil er der letzte sein könnte.

Und damit der erste, der mir genügt.

Ich glaube, dass ich das dachte, während auf dem Handydisplay die grünen Pünktchen tanzten und mir versprachen, dass er mir gerade schrieb.

Ich glaube, sage ich.

Denn eines Morgens, während ich an der Supermarktkasse anstand, tanzten die Punkte und er schrieb:

„Annamaria hätte gern ein Autogramm von Deliverù ... Wie sieht's aus? Kannst du, willst du?"

Ich konnte, sprang sofort ins Auto, rief Deliverù an, die gerade beim Friseur war, fuhr zu ihr, was hältst du von diesem Lila? Wunderschön. Aber soll ich sie ganz lila machen oder eine Strähne in meiner Haarfarbe lassen? Alles lila. Danke. Keine Ursache. Süße, an wen soll ich schreiben? An Annamaria. Für Annamaria mit Kuss: in Ordnung? Du bist großartig – ich hatte das Autogramm.

Wollte ich? Keine Ahnung.

Denn als er um ein Uhr an der Haustür klingelte, war ich bereits verschwunden. Stattdessen war da ein kleines Mädchen in Fridas Alter, dem noch Zeit blieb, etwas über die Liebe herauszufinden, das es retten könnte.

Das kleine Mädchen, für das, sobald eine Geschichte beginnt, stets der Moment der Erlösung zu kommen scheint.

Das kleine Mädchen, das sich, sobald eine Geschichte endet, zur Niederlage verdammt fühlt.

Es klingelte an der Tür, ich ging öffnen, auch er war nicht mehr der, den ich in seiner Praxis und in der Buchhandlung gesehen hatte, er war hässlicher, er war schöner, er war ein anderer, er war nackt, er zog mich aus.

Seit ich schwanger geworden war, hatte ich mit niemandem mehr geschlafen, anfangs hatte ich sogar die Monate gezählt, gerade so, als hätte ich den einzig möglichen Kompass verloren, um mich auf meiner Haut und der Haut eines anderen zurechtzufinden, aber dann war Fridas Haut zur Landkarte und zur Reise, zu den vier Himmelsrichtungen und zur Ankunft geworden – solche Vergötterung kann die Lust nicht unbeschadet lassen.

Dennoch fühlte es sich sofort ganz natürlich an, ineinander zu sein, als wären wir zusammen etwas, das endlich ganz wird.

Signorina Noch Mehr und der Sex: religiöse Gottesanbeterin oder Opfer? Das war die Überschrift des Artikels gewesen, den mir der Sexualwissenschaftler des *Corriere della Sera* nach einer Folge von *Hunger*, in der es den ersten Schlagabtausch zwischen mir und Dottoressa Della Penna gegeben hatte, glaubte widmen zu müssen.

»Ich nehme an …«, hatte sie die Gruppensitzung begonnen, eine fraglos wichtige Sitzung, denn statt der üblichen drei Kameraleute waren sieben anwesend, einer für jede von uns und einer für die Totale.

»Ich nehme an, Mädchen, wenn ihr hier seid, dann ist Sex kein einfaches Thema für euch. Aber früher oder später müssen wir darüber reden. Wer will anfangen?«

Keine hatte sich gemeldet. Die Della Penna ließ die Stille ein paar Sekunden lang kreiseln.

»Margherita?«

Mit sechsundzwanzig war sie die Älteste von uns, einst ein vielversprechendes Synchronschwimm-Nachwuchstalent, ihre Mannschaft hatte bei den italienischen Meisterschaften den ersten Platz belegt, sie hatte sich für Olympia qualifiziert, sich aber gleich darauf eine kleine Rückenverletzung zugezogen, musste pausieren und hörte auf zu essen, als sie in die Klinik kam, hatte man ihr eine Nasensonde legen müssen, damit sie irgendetwas zu sich nahm. Sie war die einzige Magersüchtige neben Patrizia, die so alt war wie ich und seit ihrem sechsten Lebensjahr für Bademode und Nachtwäsche modelte. Gloria war Bulimikerin, aber wenn sie sich vollgestopft hatte, übergab sie sich nicht. Serena und ich übergaben uns. Und wechselten von Hungerphasen zu Phasen zwanghafter Völlerei.

»Ja.«

»Wenn ich Sex sage, an was denkst du dann?«

Margherita wirkte ständig müde, ihre Stimme war hauchdünn. An dem Tag war sie besonders nervös, ständig zwirbelte sie die wenigen Haarsträhnen, über die sich der magersuchtbedingte Haarausfall noch nicht hergemacht hatte.

»An nichts.«

»Könntest du uns erzählen, woraus genau dieses Nichts besteht?«

»Aus nichts.«

»Aus Angst? Ekel? Panik?«

»Keine Ahnung, Dottoressa. Da denke ich nie drüber nach.«

»Gloria, was ist?«

Gloria war aufgestanden, ging ans Fenster und starrte auf den See. Wir wussten alle – denn inzwischen waren wir seit über sechs Monaten dort drin und taten auch ohne die Della Penna nichts anderes, als über uns zu reden –, dass Gloria das Spielzeug ihres Bruders gewesen war. Dass er sie anfasste, sie baden wollte, um ihr überall die Finger reinzustecken, und ihr sagte, das ist lustig, auch wenn sie beim besten Willen nicht darüber lachen konnte, aber um ihn zufriedenzustellen, versuchte sie, das Versprechen zu halten: Mama und Papa sagen wir nichts, das ist unser Geheimnis. Wir alle wussten es und die Della Penna wusste es, die an dem Tag so tat, als wüsste sie es nicht.

»Wenn ich Sex sage, Gloria, was empfindest du dann?«

»Ekel.«

»Willst du versuchen, die Augen zu schließen und uns das erste Bild zu beschreiben, das dir in den Sinn kommt?«

Man hatte uns für die Sendung ausgesucht, weil wir unter den rund dreißig in Behandlung befindlichen Mädchen am ehesten bereit waren, unsere Geschichten und Gedanken zu teilen. Gloria hatte den Kopf geschüttelt. Ihr Kameramann hatte sie herangezoomt, ihr Kinn zitterte. Als wir die Folge wenige Wochen später sahen, lief unter Glorias stummem Close-up der Schriftzug entlang: Gloria wurde seit ihrem fünften Lebensjahr von ihrem Bruder sexuell missbraucht. Doch in dem Moment konnten wir das nicht ahnen, und Patrizia war ihr instinktiv beigesprungen: Sie teilten ein Zimmer und waren die Einzigen, die sich wirklich Freundinnen nennen konnten, vielleicht weil die eine vierunddreißig und die andere über hundert Kilo wog, bei ihnen spielten die Spannungen keine Rolle, die in sämtlichen anderen Zimmern herrschten, die unterschwellige Hoffnung, von unserem Knöchel, unserem Unterarm könnten noch hundert Gramm verschwinden und im Hals einer anderen landen, der unablässige Vergleich zwischen Hüften, Ärschen, Händen, um bloß nicht die gesündesten zu haben, wenn gesund bedeutete, dass man die Knochen nicht mehr fühlen und zählen konnte. Die unablässige Suche an den Körpern der anderen nach einer Spur von Vollkommenheit, an die wir uns halten konnten, um unserem Wahn oder unserem Dasein einen Sinn zu geben – inzwischen war uns der Unterschied nicht mehr klar. Diese Feuchtigkeit.

»Dottoressa, wenn ich die Augen schließe, sehe ich Giovanni, meinen ersten Freund.«

»Und was fühlst du?«

»Das, was ich fühlte, wenn er mich küsste und streichelte.«

»Nämlich?«

»Ich hatte ihn gern, er war sehr süß zu mir, verliebt, also dachte ich, es wäre richtig, mit ihm zu schlafen.«

»Wenn eine Sache richtig ist, heißt das nicht, das wir sie wollen …«

»Es gefiel mir auch nicht. Es war mir unangenehm. Als er meine Beine unter dem Rock berührte, dachte ich nur, er würde sofort merken, dass ich in Wirklichkeit ganz anders bin, dass ich dick bin, und dass er mit mir Schluss machen würde.«

»Konntest du dich nicht auf seine Zärtlichkeiten einlassen?«

»Sie waren ein Albtraum. Ich wollte nur, dass er aufhört.«

»Aber das hast du ihm nicht gesagt.«

»Nein, damit er nicht sauer wurde. Er war so glücklich ... Er machte diese Gesichter ...«

»Arschgesichter ...«, warf Serena ein.

»Wie meinst du das, Serena?«

»Ich meine, dass ich auch mit meinem Freund geschlafen habe, aber nur einmal. Und er hat auch diese Gesichter gemacht. Er hatte blaue Augen, alle fanden, er ähnele ein bisschen Tom Cruise, aber als ich ihn so gesehen habe ... Er sah schauderhaft aus. Er war nicht mehr er selbst.«

»Wer war er dann?«

»Pff. Jemand, der mir nicht gefiel.«

»Mädchen, wie üblich seid ihr sogleich auf den Punkt gekommen. Sobald unser Körper sich mit dem eines anderen Menschen vereint, haben wir nämlich das großartige Privileg, uns gehen zu lassen. In eine andere Dimension einzutreten, die nichts mit der Kontrolle der Nahrungsaufnahme und somit der Gefühle zu tun hat, die eure Tage erstickt. Aber natürlich kommt euch diese Gnade wie ein Angriff vor, weil ...«

»Für mich ist das nicht so«, fiel ich ihr ins Wort.

»Du hast recht, Signorina Noch Mehr. Wir haben uns deine Erfahrung noch nicht angehört. Entschuldige.« Sie zeigte ein Lächeln. Mir, allen, der Fernsehkamera. Sie besaß eine natürliche Eleganz, große, braune Augen, das Haar stets mit einem Bleistift aufgesteckt. Auf den Klinikfluren wurde gemunkelt, sie habe ebenfalls an anorektischer Bulimie gelitten, anderen bei der Heilung zu helfen, habe sie davon geheilt, aber wenn ich beobachtete, wie sie Dörrobst aus dem Tütchen in ihrer Kitteltasche knabberte, hatte ich manchmal den Eindruck, den anderen bei der Heilung zu helfen sei ihre Art, ungestört ihrer Krankheit zu frönen. Die Idee zu *Hunger* war ihrem Mann gekommen, einem Fernsehautor, der, auch das wurde auf den Fluren gemunkelt, mit Marco Columbro und Enrica Bonaccorti zusammengearbeitet hatte. Als die Della Penna uns vorgeschlagen hatte, bei der Sendung mitzumachen, hatte sie das mit einem Versprechen verknüpft: Ihr werdet es ausschließlich mit mir zu tun haben, keine Sorge, ich werde eure Bezugsperson bleiben, mir ist ausschließlich daran gelegen, euch zu schützen, anderen Mädchen in eurer Situation das Gefühl zu geben, nicht allein zu sein, und die Familien zur Vorbeugung zu erziehen. Sie war aufrichtig, wenn aufrichtig bedeutet, das zu sagen, was wir zu denken glauben. Wie ich es in dieser Folge getan hatte.

»Ich mag Sex. Ich mag ihn total. Sogar mehr als das.«

»Mehr als das?«

»Sobald mir einer zusagt und bis ich mit ihm zum ersten, zweiten Mal ins Bett gehe … bis zum sechsten Mal ungefähr, fühle ich … ich.«

»Was?«

»Fühle ich mich gut.«

»Kannst du uns das ein bisschen genauer erklären?«

»Ich weiß nicht, aber mir ist das sonnenklar. Das habe ich mit fünfzehn entdeckt.«

»Den Sex?«

»Nicht unbedingt den Sex. Die Tatsache, dass, wenn einer mir gefiel und mich küsste und ich ihn küsste, er mich anfasste, mich leckte, diese Gesichter machte, die Patrizia und Serena erwähnten, und ich nicht mehr daran dachte, was ich für ein Gesicht machte, hatte ich das Gefühl …«

»Das Gefühl?«

»Zu existieren. Ja, genau.« Später stellten wir fest, dass die Kamera in dem Moment im Close-up auf mein Gesicht hielt und es bis zum Ende der Sendung nicht mehr aus dem Fokus lassen sollte.

»Du willst also sagen, nur wenn du einem Jungen gefällst, kannst du dich selbst annehmen?«

»Nein. Das will ich nicht sagen. Im Gegenteil: Sobald mir aufgeht, dass ich einem Jungen wirklich gefalle, also dass er sich in mich verliebt, mehr und mehr an mir hängt, dann geht etwas zu Ende … etwas, das anfängt, wenn ich mir diesen Jungen in den Kopf setze. Ich denke an ihn, daran, wie er sich bewegt, wenn ich ihn nicht sehe, daran, wie sein Zimmer aussieht, wer seine Eltern sind, wir reden, er erzählt mir sein Zeugs, ich ihm meines, wir kriegen diesen Draht zueinander und ich bekomme Superkräfte, ich werde klüger, fröhlicher, aufmerksamer … nicht nur, wenn ich mit ihm zusammen bin, sondern auch mit allen anderen und sogar, wenn ich alleine bin … Dann küssen wir uns, und kaum fangen wir an, miteinander zu schlafen, ist es, als würde ich in eine andere Dimension überwechseln, genau wie Sie gesagt haben, wo alles leichter erscheint, sogar die Vorstellung, wieder etwas zu essen. Am liebsten würde ich nur noch Liebe machen.«

»Auch von Sex kannst du also nie genug bekommen, Signorina Noch Mehr.«

»Nein. Denn jedes Mal nach zwei, drei Wochen fängt die Stimme des Jungen an, mir auf die Nerven zu gehen. Oder ich finde es auf einmal unerträglich, wie er sich die Nase putzt, wie er auf jemanden reagiert, der ihm die Vorfahrt nimmt … Es ist, als würde er mich nur wirklich sehen, wenn er mit meinem Körper auf Tuchfühlung geht, wogegen ich ihn, obwohl er mir eine Sekunde zuvor noch ganz gegenwärtig war und ich ständig an ihn dachte, aus dem Blick verliere, sobald unsere Körper auf Tuchfühlung gehen, es nervt mich, was weiß ich. Wenn er mich anfasst, denke ich wieder an meinen eigenen Kram, an die Kilos, ich habe immer weniger Bock drauf und schließlich gar keinen mehr. Er weiß nicht, was los ist, denn als er mich kennengelernt hat, musste er nur nach mir pfeifen, ich war zu allem bereit, und vielleicht hat er sich genau deshalb in mich verliebt …«

»Zu allem bereit? Was meinst du damit?«

»Zu vögeln, wie er es wollte, mir Stellungen auszudenken …«

»Wieso benutzt du ein so grobes Wort? Vögeln.«

»Ich finde es romantisch.«

»Ist Liebe machen nicht passender?«

»Pff. Für mich ist es dasselbe, und vielleicht sage ich lieber vögeln, weil es nur ein einziges Wort ist, so hübsch rund, es bringt besser rüber, dass auch ich in dem Moment zu einem einzigen Menschen werde und genau da bin, wo ich bin …«

»Weil du eben, ich sage es noch einmal, nur durch einen Jungen komplett wirst.«

»Weil wenn ich küsse, küsse ich, ich muss nicht an all die anderen Sachen denken, die ich stattdessen machen könnte, wenn ich lecke, lecke ich, wenn ich mich anfassen lasse, lasse ich mich anfassen.«

»Diese Herangehensweise an Sex ist sehr gefährlich, weißt du?«

»Für mich ist er die einzig wahre Kraftquelle. Wieso muss hier drin eigentlich alles krank sein, Dottoressa?«

»Weil wir in einer Klinik sind.«

»Eben haben Sie doch noch von der Gnade gesprochen, die Kontrolle abzugeben ...«

»Aber merkst du denn nicht, dass es der anorektisch-bulimische Mechanismus ist, der dich kontrolliert, wenn du von einem Jungen zum nächsten wechselst und dabei glaubst, du würdest ihn kontrollieren?«

»Ich wechsle nicht von einem Jungen zum nächsten. Es kommt echt selten vor, dass mir einer gefällt, wissen Sie. Das ist mir vielleicht fünf, sechs Mal passiert ...«

»Das ist nicht wenig, du bist achtzehn.«

»Keine Ahnung, ob das viel oder wenig ist, darüber denke ich nicht nach.«

»Wie wenn du einen Supermarkt leerräumst und dir endlich erlauben kannst, den Überblick über die Kalorien zu verlieren, dich aber dafür auf andere Weise kaputtmachst?«

»Nein, Dottoressa. Diesmal bin ich nicht Ihrer Meinung: Weder zerstöre ich etwas, noch zerstört mich etwas, wenn mein Körper sich mit einem anderen Körper vereint, wie Sie es ausdrücken. Genau darin liegt ja der Zauber.«

»Aber Zerstörung zu vermeiden bedeutet nicht, etwas aufzubauen.«

»Ich hatte gedacht, wir würden heute über Sex reden und nicht übers Häuslebauen.«

»Du provozierst, weil du einen Mechanismus verteidigst, an dem du hängst und der dir trotzdem schadet, Signorina Noch Mehr.«

»Ich will nicht provozieren, Dottoressa, ich schwöre. Aber weil wir nun mal in einer Klinik sind, sollten wir vielleicht bei dem anfangen, was bei jeder von uns funktioniert, finden Sie nicht? Wie dem auch sei, könnte ich essen, wie ich vögle, wenn ich verliebt bin, wäre mit mir alles in Ordnung. Wir alle wären in Ordnung, könnten wir leben, wie wir vögeln, wenn wir verliebt sind.«

„Mit achtzehn Jahren macht sich Signorina Noch Mehr zum unbewussten Sprachrohr des grassierenden Nihilismus in unserer Gesellschaft, die ihren einzigen, möglichen, trügerischen Balsam im Hedonismus findet", hatte der Sexualtherapeut des *Corriere della Sera* geschrieben.

»Ich bin glücklich«, sagte Nicola, während er in mir auf und ab wippte.

»Ich bin glücklich«, sagte ich.

„Die Offenheit, mit der sie über sich spricht, die Sprachgewandtheit, wiewohl beeinträchtigt durch die derbe Ausdrucksweise, derer sie sich bedienen zu müssen glaubt, sind Zeichen und Symptome einer kollektiven Entwicklung, unseren Daimon mit unserer Möglichkeit auf Rettung zu verwechseln."

»Ich bin glücklich«, sagte er noch einmal, als er mich dann auf dem Bett in den Armen hielt, in dem ich seit zwei Jahren und fünf Monaten jede Nacht mit Frida in den Armen einschlief, zuerst im milchfleckigen Hemd, dann im gleichen Schlafanzug wie sie, rosa, mit Teddybären und Sternchen, oder neongrün, mit kleinen Meerjungfrauen und Häschen, jetzt aber war ich nackt, wieder nackt, endlich nackt, und ich musste weinen, so nackt war ich.

»Ich bin glücklich«, sagte ich noch einmal.

„Aber Signorina Noch Mehr trifft keine Schuld. Es ist immer jemand anders, der uns beibringt, zu lieben, wie wir lieben, es ist immer jemand anders, der die Verantwortung trägt."

Ein anderes düsteres Märchen erzählt, dass mein Vater, als er erfuhr, dass ich ein Mädchen war, den Kopf vor den ungläubigen Augen der Krankenschwester gegen die Krankenhauswand schlug.

Das ist Blödsinn, meinte er, sobald meine Mutter diese Geschichte hervorkramte, aber dann sah er mich an und seine Wangen färbten sich anders rot als das Dorfrot, sie wurden zum Schamrot, Liebesrot. Und selbst wenn, was sollte er machen, in den neun Monaten hatte er sich nun einmal auf einen Jungen gefasst gemacht. Was sollte er machen, wenn er die Sache trotzdem weiter mit mir ausfocht, obwohl später die Jungs zur Welt kamen. Vielleicht, weil die Zwillinge zu ausgeschlafen waren, um darauf reinzufallen, weil sie ihm von vornherein klargemacht hatten, dass er bei ihnen nicht landen konnte und es zwecklos war, sie kirre zu machen? Oder weil mich kirre zu machen ihm schon jeden Blutstropfen abverlangte und er weder Zeit noch Fantasie hatte, ein anderes Problem ganz von vorn anzugehen? Ein anderes als dieses.

Jungemädchen, Mädchenjunge.

Tatsächlich versteifte mein Vater sich nicht nur darauf, von mir das zu verlangen, was er von dem statt mir erwarteten Jungen erwartet hätte.

Lern, mach das Abi, geh weg von hier, sei mir ähnlich, aber dann mach es nicht so wie ich, du kannst von hier abhauen, also tu's.

Als ich größer wurde, verlangte er von mir sogar das, was er von der Frau, die er geheiratet hatte, nicht verlangte.

Hast du's begriffen, ist das angekommen? Mach mich nicht stinkig. Oder mach mich stinkig, aber überrasche mich, damit ich verliebt bleibe, damit ich einen Grund habe, nach Hause zu kommen, und mir nicht eines Abends die Sicherung durchbrennt und ich einfach für immer in der Kleinen Stadt bleibe, mein Leben ändere, alles umkremple, niemandem mehr erlaube, mich Habenichts zu nennen.

Sicher, lern und mach Abi, das sagte er.

Alles andere sagte er nicht, er sagte andere Dinge, um es mir zu sagen.

Er sagte, hörst du mal auf, mit deiner Gabel auf der Servierplatte herumzustochern? Wir sind doch keine Tiere. Und er sagte es zu mir, statt zu meiner Mutter, die das Gleiche tat – von ihr hatte ich es mir abgeschaut.

Dieser Rock ist zu kurz, sagte er, wenn du dir die Augen anmalst, siehst du aus wie ein Zirkusclown, während meine Mutter anziehen konnte, was sie wollte, für ihn ging es immer in Ordnung.

Es war, als würde er sie – um wiedergutzumachen, dass seine Küsse keine Küsse waren, dass trotz dieses Zuviels an Höflichkeit, das nichts mit Liebe zu tun hatte, dennoch etwas fehlte – vor seiner Wut verschonen. Doch wo keine Wut ist, sollte ich sehr viel später und erst mit Nicola wirklich begreifen, können Küsse nur etwas anderes als Küsse sein. Das tückischste aller Schuldgefühle ist das, das uns nur gegen jene wirklich grausam sein lässt, die wir gar nicht lieben müssten und dennoch lieben, während es uns daran hindert, es gegen jene zu sein, die wir dringend lieben müssten, aber nicht durch und durch und bis uns der Atem stockt lieben. Und während wir uns bemühen, sie wenigstens zu respektieren, sie nicht zu verletzen, verletzen wir sie, respektieren sie nicht und sind am Ende in jedem Fall grausam.

Sei es ein Mann, eine Frau, ein Sohn, ein Hund, wir können sie lieben, bis uns der Atem stockt oder nicht, dort werden sie uns niemals erreichen. Es ist nicht gesagt, dass das der Grund ist, weshalb wir uns für den Menschen entscheiden, den wir heiraten, mit dem wir das Ende unserer Tage bestreiten, im Gegenteil … Hätte ich mich nur ein einziges Mal entschieden, ohne mich auf meinen stockenden Atem zu verlassen, würde Frida vielleicht heute Nacht in ihrem Zimmerchen nebenan schlafen, und neben mir in diesem Bett läge mein Mann. Doch wer mit stockendem Atem geliebt wurde, als er von der Liebe noch nichts verstand, wird später nur schwerlich jemanden lieben, der ihn in tiefen, vollen Zügen atmen lässt.

Eben.

Unterbrich mich nicht, du hörst am liebsten nur dich selbst reden, aber die anderen sind nicht nur Ansichtssache, sie existieren, man muss sie respektieren, sagte er zu mir, nur zu mir, immer zu mir.

Und ich spürte eine Tonne Felsgestein auf mich niederstürzen: Es waren nicht die Vorwürfe – es war die Verantwortung für all diese Liebe, all seine Liebe.

Ich hab die Schnauze voll von dir.

Aber auch, vielleicht kaufe ich den hinteren Raum von Titinas Laden dazu, der an den Supermarkt angrenzt, und wir richten einen Bereich nur für Wurstwaren und Milchprodukte ein, getrennt von der Backwarenabteilung, und dann wurden seine Augen ganz hell, wir vergrößern uns, Ade', sagte er, wir vergrößern uns. Doch dann wechselte er sofort das Thema. Denn vielleicht waren wir gerade in der Küche und meine Mutter kam herein, vielleicht wuschen wir gerade das Auto und irgendein Freund von nebenan kam vorbei.

Guten Abend, Rocco.

Guten Abend.

Alles in Ordnung?

So weit.

Mach's gut.

Mach's gut.

Wenn wir wieder allein waren, fragte ich ihn:

Und freust du dich, Papa?

Worüber?

Dass wir uns vergrößern.

Über gewisse Dinge spricht man nicht, das weißt du, Ade'.

Wegen der alten Geschichte, dass man schöne Dinge verliert, wenn man über sie spricht, und weil, heute weiß ich es, heute Nacht sehe ich es klarer denn je: er als Allererster vor den unbekannten Lockungen zurückschreckte, denen nachzugeben ihn ein unbekannter, obendrein weiblicher Mensch, wer hätt's geahnt, zum ersten Mal aufforderte.

Der Lust, zu sagen, ich bin so und so.

Dem Bedürfnis, die nasse Decke, die auf ihm lastete, an jemanden abzugeben, und sei es für einen kurzen Moment, gerade lang genug, um wieder Atem zu schöpfen. Der Möglichkeit, dass sich ihm dieser, wenn auch weibliche Mensch tiefer ins Fleisch gebohrt hatte als die Obsession, die Habenichtse etwas haben zu lassen. Etwas, das ihm, selbst wenn es viel wurde, dennoch wenig erschien, denn das ist der Streich, den das Nichts einem spielt.

»Es verzerrt nicht nur eure eigenen, körperlichen Grenzen, sondern die der ganzen Welt«, sollte die Della Penna vier Jahre später in der ersten Folge von *Hunger* übers Hungern sagen.

»Sich vollstopfen tut das auch«, warf Gloria ein.

Dann war eine Nacht wie diese gekommen, in der zu schlafen unmöglich erschien, wir alle waren völlig überdreht von dem Hin und Her aus Scheinwerfern, Kameras, Absichten, die wir nicht durchschauten, und als der Morgen graute, fanden Gloria und ich uns an der Kaffeemaschine wieder. Wie immer fing sie an, übers Wetter zu reden, über einen Schimmelfleck an der Decke, über das T-Shirt, das ich trug, um dann wieder von ihrem Bruder zu sprechen.

»Kann es sein, dass sie die Heizung noch immer nicht anschalten? Hier erfriert man ja.«

»Stimmt.«

»Beim ersten Kälteeinbruch ging's mit meinem Bruder durch, weißt du.«

»…«

»Komm her, mein Spatz, ich drücke dich ganz, ganz fest an mich und bin dein Heizofen, sagte er. Und schob sich bei mir ins Bett, schob sich überall rein. Jetzt wird dir warm.«

Meinem Vater wäre im Traum nicht eingefallen, mit mir unter eine Bettdecke zu schlüpfen. Und trotzdem, er war genau wie Glorias Bruder. Er schob sich überall in mich hinein. Weil Liebe vielleicht per se Missbrauch ist? Tatsächlich hätte Nicola nicht das in mein Leben bringen können, was er hineingebracht hat, hätte er sich nicht genommen, was er sich genommen hat …

Während Candido das gesamte erste Oberschuljahr nur ein paar freundliche Plaudereien vor der Schule hineinbrachte und sich lediglich meine Gedanken nahm, die ihm zu überlassen mir sowieso in den Kram passte, denn so hatten meine Füße festen Halt und ließen sich beim Tauziehen mit dem Lächeln meiner Mutter nicht fortreißen, das mit jedem Tag ein wenig mehr verflog, wegen dem, was mein Vater sagte, ohne es zu sagen, und wegen der Präsenzen, vor allem wegen der Präsenzen. Dinge, die man weder anfassen noch sehen konnte, ich war mir nicht einmal sicher, ob sie ein Gesicht, eine Schnauze oder irgendwelche Konturen hatten, und im Reichenhaus dennoch sämtliche Zimmer und Flure beherrschten. Sie klammerten sich an die Keramiklampe, die von der Wohnzimmerdecke baumelte, surrten über die Lilien und Margeriten des Sofastoffs, trudelten durch die Klospülung, setzten sich mit uns an den Tisch, wo es schlicht unmöglich war, sie nicht zu bemerken, zwickten einen in die Arme, krochen unter die Sonntagstischdecke, unter die alltagstaugliche aus Plastik, schmuggelten sich auf die Servierplatte – und wer weiß, ob meine Mutter deshalb nicht aufhörte, sie mit ihrer Gabel zu traktieren, nachdem sie uns aufgetan hatte, wie um zu sagen, verschwindet, weg mit euch, und ich tat es ihr nach.

Seid ihr gut oder böse?, wollte ich am liebsten schreien, aber es war, als warteten die Präsenzen nur darauf, erwischt zu werden, um in unserem Haus endgültig das Sagen zu haben, und das konnte ich keinesfalls zulassen. Eine Sache konnte ich dennoch tun, ich konnte nach dem Abrakadabra suchen, das sie ebenso wieder verschwinden ließ, wie sie gekommen waren, ohne um Erlaubnis zu fragen oder zu verhandeln. Und ich wusste, dass nur sie beide dieses Abrakadabra sprechen konnten, sie beide zusammen. Also machte ich sie noch mehr fertig.

Papa, woran denkst du?

Mama, was ist los?

Warum bist du so still, warum lächelst du nicht?

Ade', du liebes bisschen, ich denke an gar nichts.

Platsch.

Ich bin müde, Ade'.

Tu uns den Gefallen.

Platsch.

Ich hab dir doch gesagt, iss nicht aus dem Servierteller, Ade'. Wenn du noch mehr willst, nimm dir was.

Auch wenn ihr bei mir der Kragen platzte, war sie dennoch meine Mutter, die den Blick niederschlug, während mich die Präsenzen im selben Moment unterm Tisch vors Schienbein traten – diese Feuchtigkeit.

An Candido zu denken war dagegen wie eine winterlange Liebkosung gewesen, die bis in den März, April und Juni reichte.

Bis Caterina am allerletzten Schultag in der Pause in unsere gemeinsame Bank zurückkehrte und sich mit vielsagendem Blick wieder neben mich setzte.

Sie hatte ich mit meinem monatelangen Gerede über ihren Cousin ebenfalls fertiggemacht.

Wie kann er nicht auf Franca stehen?

Dann steht er vielleicht auf Rosa aus der Elf C?

Oder er hat eine Freundin auf der Buchhaltungsschule? Manchmal geht er auf dem Nachhauseweg nämlich die Hauptstraße rauf und macht einen Umweg an der neuen Buchhaltungsschule vorbei.

Mein Cousin ist kein Typ, der sich jemandem anvertraut, konnte Caterina nur ständig wiederholen. Denn im Grunde kannte auch sie ihn kaum und schien nicht sonderlich begeistert zu sein von diesem Wahn, der mich ergriffen hatte: der Liebe. Sie wollte nach wie vor jeden Nachmittag fernsehen und abends vor dem Essen mit den Freunden aus den Niedrigen Häusern auf der Straße Völkerball spielen.

Die von unserer Schule wollen nur auf tollen Macker machen, sagte sie.

Schade um meinen Cousin, aber der wird genauso, siehst du nicht, wie der rumstolziert wie einer, der gelernt hat, seinen Grips zu benutzen, und sich deshalb die Hände nicht mehr schmutzig machen muss?

Was fängst du mit einem Ehemann an, der nicht weiß, wie man den kaputten Wasserhahn in der Küche repariert, beharrte sie.

Ich will keinen Wissenschaftler, ich will einen, der mich auffängt, wenn ich falle, einen wie Gaetano oder Raffaele.

Aber die sind zwölf, Cateri'.

Na und? Die werden auch mal groß.

Und während sie darauf warteten, groß zu werden, betrachteten Gaetano, Raffaele, meine Brüder und die anderen von nebenan sie wie eine Heilige. Lasst uns dieses und jenes spielen, sagte sie, und alle spielten dieses und jenes, lasst uns zur Großen Wiese gehen, und alle gingen mit. Sie behandelte sie, wie sie mich behandelte, doch wenn jemand sich über sie lustig machte, sah sie rot, einmal hatte sie Maria Pia, der Tochter des Tabakhändlers, fast die Haare vom Kopf gerissen, weil sie zu Gaetano gesagt hatte, er habe einen Eierkopf. Doch wenn sich jemand über mich lustig machte, erzählte sie es mir brühwarm weiter, fast so, als wäre sie der gleichen Meinung und müsste auch darüber lachen.

Auf dem Klo habe ich gehört, wie Antonietta mit Paola redete und dich Streberin nannte.

In der Kirche hat Paolas Mutter zu meiner Mutter gesagt, deine Mutter würde im Nachthemd durch die Hauptstraße spazieren.

Was ihr Vater über meinen Vater dachte, blieb ohnehin ihr Dauerlieblingsthema.

Mich machte dieses Gerede ganz kribbelig, aber sie kam mir kindlicher vor als Gaetano und Raffaele, schutzbedürftig geradezu, sie wirkte so klein in den Klamotten, die ich ihr vererbte und bei denen sie immer die Ärmel aufkrempeln musste, und obwohl sie bei uns von nebenan auf hart machte, wurde sie auf dem Gymnasium zum Lämmchen, zum unsichtbaren Lämmchen. Sie konnte sämtliche Paolas und Antonellas der Klasse auf dem Klo ausspionieren, sie konnte ihnen den Radiergummi leihen und sagen, sie dürften ihn behalten, sie schenke ihn ihnen, trotzdem redeten sie kein einziges Wort mit ihr, nicht einmal zur Silvesterparty am Monte Panettone hatte eine von ihnen sie eingeladen. Mich schon, aber ich hatte es vorgezogen, bei Caterina zu bleiben, Kracher auf die Niedrigen Häuser zu schmeißen und Edwige Fenech beim Rückwärtszählen zuzusehen, vier, drei, zwei, eins. Vom Lernen wollte Caterina nichts wissen, deshalb konnte sie nicht die geheimnisvolle Aura der Mädchen aus der Kleinen Stadt haben, sie konnte nicht nach frisch gebackenen Vanilleplätzchen duften, und zu irgendetwas nutze war sie auch nicht. Aber ich, die Streberin, schon.

Habenichts, zeigst du mir deine Notizen?

Erklärst du mir, wie sich die Zahl da in die andere verwandeln kann?

Lässt du mich abschreiben?

Ich zeigte, erklärte, ließ abschreiben. Und in der Zwischenzeit sah ich zu, guckte ab und lernte. Wie man Haarlack auf den Pony sprühte, um ihn zu fixieren, wie man sagte, ich habe keinen Bock, statt ich habe keine Lust, wie man *Twin Peaks* statt *Attacker You!* guckte, wie man Turnschuhe zum Rock trug.

Und so war ich, als Caterina an jenem allerletzten Schultag mit vielsagendem Blick in unsere Bank zurückkehrte, inzwischen eine von ihnen geworden, die Verwandlung war vollzogen, dem Aussehen nach konnte ich ohne Weiteres als ein Mädchen aus der Kleinen Stadt durchgehen. Aber ich redete noch immer zu viel, während sie wussten, wie man zuhört und nickt oder ohne ein weiteres Wort den Kopf schüttelt, liebte Candido allein vor mich hin, während drei von ihnen auf der Rücktour von der Frühlingsklassenfahrt im Bus geknutscht hatten und am nächsten Tag händchenhaltend mit ihren Freunden in die Schule gekommen waren, und stritt mit den Präsenzen, die es bei ihnen zu Hause bestimmt nicht gab, denn sonst wären sie nicht so gut darin, Dinge zu tun, die ich nicht einmal im Traum für möglich hielt.

Leben, ohne sich Probleme zu machen, wenn es keine Probleme gab.

Wenn man eine gute Note bekam, sich freuen.

Wenn die Tage wieder länger wurden, sich ebenfalls freuen.

Wenn einer auf einen stand, auf den man selbst stand, sich mehr als freuen, nicht wissen, wohin mit seiner Freude, wenn man händchenhaltend in die Schule kommt.

Aber als Caterina endlich mit dem Geheimnis herausrückte, das sie vielsagende Augen machen ließ, und mir sagte, Candido steht auf dich, spürte ich, wie etwas Eisiges mich berührte.

Diese Kälte.

Wie üblich hatte sie auf dem Klo gelauscht, es war Franca Carlomagno, Göttin Franca höchstselbst, die es zu ihrer besten Freundin gesagt hatte. Sie redeten über Jungs, weil einer aus der Abiklasse am Abend zuvor auf der Großen Wiese zu Franca gesagt hatte, sie solle ihm die Jeans aufmachen, sie hatte es getan, und, erzählte sie ihrer Freundin, dann habe ich ihn da geküsst, am Anfang war das komisch, aber dann wurde es total schön.

Aber standst du nicht auf Candido Pietrafesa?, hatte die Freundin gefragt.

Ja, aber du weißt doch, wie es gelaufen ist, ich war echt beleidigt, als ich ihn gefragt habe, ob er mit mir ausgehen will, und er meinte, er hätte diesen neureichen Dorftrampel im Kopf, dieses Miststück.

Wenn der dich jetzt mit einem aus der Abiklasse sieht, beißt er sich in den Arsch.

Kommt drauf an, ob er noch verknallt ist.

Wenn du mich fragst, wollte er dich nur kirre machen, kann ja nicht sein, dass einer die Habenichts toller findet als dich.

Juckt mich sowieso nicht mehr.

Inzwischen juckte es Franca nur noch, sich am Abend wieder mit diesem Jungen auf der Großen Wiese zu treffen, er hatte gesagt, sie solle sich einen Rock anziehen, ohne Höschen darunter, weil …

Bis aufs letzte Komma wiederholte Caterina die geklaute Unterhaltung, aber mir kam es vor, als würde sie nur immer wieder diese vier Worte sagen, Candido steht auf dich, Candido steht auf dich, Candido steht auf dich.

Und jetzt?

Jetzt was?

Was soll ich machen, Caterina?

Ich dachte, wir könnten heute Abend ein bisschen eher zur Großen Wiese, uns hinter dem Mäuerchen verstecken und zugucken …

Ich meine, mit Candido.

Pff: Sie fand viel spannender, was mit Franca passierte, als was mit mir passieren könnte, vielleicht weil das, was Franca passierte, etwas zu sein schien, das man gucken konnte wie eine Fernsehsendung, wogegen das, was mit mir passieren könnte, uns beide mit Schwung in eine neue Welt beförderte, von der wir nicht wussten, wo sie war – aber bestimmt eine Ewigkeit weg von nebenan.

Na?

Was soll ich dir sagen, Ade', willst du, dass ich mit ihm rede, dass ich ihm sage, dass du ihm nachschmachtest?

Nein, nein, bloß nicht, Cateri', schwör mir, dass du das niemals tun wirst.

Sicher, wenn du nicht willst, tu ich's nicht.

Schwör es.

Ich schwöre, keine Bange.

Und wenn Franca sich geirrt hat?

Franca Carlomagno irrt sich nie.

Sie hatte recht: Ich konnte mit meinem festgesprühten Pony noch so sehr rüberkommen wie ein Mädchen aus der Kleinen Stadt, ich blieb trotzdem ein neureicher Dorftrampel, ich würde trotzdem eine Habenichts bleiben. Franca Carlomagno irrte sich nicht. Denn mir gelang es ebenso wenig wie Caterina, mich gedanklich auf die Tatsache zu fixieren, dass Candido auf mich stand. Während sie sich auf Francas Unterhosen konzentrierte, konzentrierte ich mich auf ihre Worte.

Neureicher Dorftrampel.

Miststück.

Das war die mir gewohnte Art, geliebt zu werden, was sollte ich machen: Ade', hättest du mehr gelernt, hättest du eine Eins plus gekriegt.

Ade', Himmel noch eins, so nicht.

Das ist nicht in Ordnung, Ade'.

Ade', ich hau dir gleich die Gabel um die Ohren.

Geh mir nicht auf den Sack.

Obwohl die einzige Neuigkeit eintraf, auf die ich seit fast einem Jahr wartete, Candido steht auf dich, brachte ich es fertig, an der anderen Nachricht hängen zu bleiben.

Franca mag dich nicht, Franca hält dich für einen neureichen Dorftrampel, ein Miststück.

An ihr hängen zu bleiben und zu denken, klar, sie hat recht – Franca Carlomagno irrt sich nie.

Aber Candido irrte sich ganz sicher: Mit dieser Gewissheit gelang es mir am nächsten Tag auf der Bilderausstellung der Schule, seinem Blick standzuhalten.

Er kam auf mich zu, ciao, Adele, und ich hätte sofort kapieren müssen, dass Caterina mir meine Weigerung, mit ihr und den anderen aus den Niedrigen Häusern zur Großen Wiese zu gehen und statt Fernsehen Franca zu gucken, nicht verziehen hatte und sofort zu ihrem Cousin gerannt war, um ihren Schwur zu brechen und zu petzen. Adele schmachtet dir nach.

Ciao, Candido.

Wie geht's?

Gut, und dir?

Super, er lächelte, wie um hinzuzufügen: Weil ich dich getroffen habe. Wieder berührte mich etwas Eisiges, während mir zum ersten Mal auffiel, dass er den gleichen Haaransatz hatte wie mein Onkel. Wer so einen Haaransatz hat, kriegt früh eine Glatze, pflegte meine Mutter zu sagen, da bleibt keiner verschont.

Hör mal, Adele.

Hm.

Wie wär's, wenn wir uns danach ein Eis holen gehen?

Nach was?

Nach den Bildern.

Klar, aber wir müssen uns beeilen, weil ich meinem Vater im Supermarkt helf…

Ehe ich meine Lüge beenden konnte, kam Caterina auf uns zugestürmt und fiel mir um den Hals.

Durchgerasselt, durchgerasselt, sagte sie immer wieder. Durchgerasselt.

Oh Gott, Cate. Ich drückte sie fest an mich.

Oh Gott darfst du gar nicht sagen, versetzte sie und vergrub den Kopf an meiner Schulter, du nicht.

Schließlich machte sie sich los, blickte mich an, ihre Augen waren rot wie bei einem wütenden Hund.

Oh Gott darfst du gar nicht sagen.

Beruhige dich, Cate.

Beruhige dich einen Scheiß. Du hast vier Einsen und vier Zweien bekommen, du kriegst immer Einsen und Zweien, woher zum Henker willst du wissen, wie es einer geht, die wirklich nichts hat?

Caterina, Adele ist doch deine Freundin, schaltete Candido sich ein.

Hast du jetzt auch noch einen Macker, der dich in Schutz nimmt?

Quatsch, ich habe doch keinen Macker, Cate, komm schon …

Rede nie wieder ein Wort mit mir. Nie wieder. Du bist die größte Enttäuschung meines Lebens, Adele Habenichts, die alles hat. Du bist wie dein Vater, ihr seid eine verdorbene, verdammte Brut, mein Vater hat recht, ihr tut so, als wärt ihr wie wir aus den Niedrigen Häusern, nur weil es euch in den Kram passt und ihr euch wie redliche Leute vorkommen wollt, obwohl euch das Geld zum Arsch rauskommt. Und sie stob davon und gab uns mit der Hand zu verstehen, ihr bloß nicht zu folgen.

Vielleicht, weil ich gestern nicht zur Großen Wiese gegangen bin. Oder weil ich ihr mehr hätte helfen können, vor allem in Latein. Weil sie uns zusammen gesehen hat und sich hintergangen fühlte? Ich schlenderte mit Candido die Hauptstraße auf und ab und zählte die Gründe auf, weshalb Caterina so furchtbar wütend auf mich sein mochte.

Sie hat nur ihre Wut an dir ausgelassen, beschwichtigte er mich einmal, zweimal, dreimal. Kann sein, sagte ich und fing wieder von vorn an.

Vielleicht, weil ich schon seit einer ganzen Weile nichts mehr mit Gaetano und den anderen mache, und das hat sie gemerkt.

Wieso habe ich ihr nicht gesagt, dass ich zu dieser Silvesterparty eingeladen war.

Wieso … Mit einer Hand griff er nach meinem Arm, hielt mir mit der anderen den Mund zu, ließ sie meinen Hals hinabgleiten, kam näher und küsste mich.

Endlich, sagte er.

Zum ersten Mal, nachdem ich meine Tage bekommen hatte, wurde ich wieder so, wie ich vorher gewesen war: stumm. Ich wollte, dass er mich noch einmal küsste, doch kaum machte er sich los, konnte ich nichts anderes denken als, oh Gott darfst du gar nicht sagen.

Eng umschlungen und händchenhaltend spazierten wir die Hauptstraße entlang, bis die Luft sich lila färbte.

Dann brachte er mich nach Hause, ich hoffte, vor der Haustür Caterina zu treffen, die auf mich wartete, aber sie war nicht da.

Dafür war sie da, an dem Abend sah ich sie zum ersten Mal.

Sie rauchte bedächtig, den Rücken an die niedrige Steinmauer gelehnt, die unseren Hof von dem des Dorfbürgermeisters trennte.

Ich glaube, sie hatte blondes Haar, denn später sollte ich erfahren, dass es ihr Spaß machte, die Haarfarbe zu wechseln, mit Sicherheit trug sie ein blaues Kleid, ihre Arme waren nackt, daran erinnere ich mich noch genau.

Weißt du, wie viel Uhr es ist?, fragte sie mich.

Viertel nach acht, antwortete Candido.

Ich muss los, sagte sie. Aber rührte sich nicht vom Fleck.

Das ist ja 'ne Type, raunte Candido mir ins Ohr.

Stimmt.

Und dann, dann konnte keiner von uns beiden sich weiter um sie kümmern, denn er dachte nur daran, mich zu küssen, tippte auf die Sommersprossen auf meiner Nase, wie schön du bist, ich dachte nur daran, ihn zu küssen, während er mich küsste, und kaum holte er Luft, dachte ich wieder an Caterina, und womit ich sie wohl, ohne es zu merken, so sehr verletzt haben mochte, worin mein Vergehen, meine Schuld bestand.

Das war die mir gewohnte Art, geliebt zu werden, was sollte ich machen.

Sag mal, warum hast du in Geografie eine Zwei und keine Eins bekommen? Geografie muss man doch nur pauken, oder nicht? Da gibt's nichts zu verstehen, würde wohl beim Abendessen der Kommentar meines Vaters zu meinem Zeugnis lauten. Aber nein.

Stattdessen sagte er nur, schön. Und kaute weiter, während meine Mutter mit ihrer Gabel Maccheroni von der Platte pickte.

Ich habe meine beste Freundin verloren und bin mit dem Jungen meiner Träume zusammen, sagte ich. Oder vielleicht sagte ich es nicht, nicht einmal daran kann ich mich erinnern, aber ob ich es nun gesagt habe oder nicht, eines weiß ich ganz sicher:

Niemand hat etwas erwidert.

Denn an dem Abend erstickten die Präsenzen die Küche, es war, als feierten sie eine Party, auf der niemand fehlen durfte, wie immer hatten sie kein Gesicht, keine Schnauze, keine Kontur, und doch, platsch, hatten sie auch Caterinas rote Augen, platsch, Candidos sanfte Zunge, ein blaues Kleid, und sie rauchten.

Diese Feuchtigkeit.

Gott, ich bitte dich, mach, dass.

Nichts. Mach, dass nichts.

Denn oh Gott darf ich gar nicht sagen, dachte ich, als ich im Bett lag.

Und so, während die Präsenzen ungestört feierten und auch noch am nächsten Tag und am Tag danach durchsoffen und schlemmten, fand an jenem Abend abermals jemand, an den ich gewöhnt war, ein Ende.

Denn Gott konnte ich nicht mehr anrufen und sollte es tatsächlich nie wieder tun.

»Jedenfalls kannst du sicher sein, dass keine Sau mehr nach einem Autogramm fragt, Adele«, empfing mich Deliverù am nächsten Morgen in der Redaktion. Sie hatte ihre nackten Füße auf den Schreibtisch gelegt, um den Nagellack trocknen zu lassen, und filmte sie mit dem Handy.

»Gefällt's dir?« Sie meinte die Tatsache, dass jeder Nagel eine andere Farbe hatte.

»Heute ist der erste Frühlingstag und ich wollte ein Reel erstellen … Nennst du mir ein paar Frühlingslieder, die zu deiner Zeit angesagt waren? Alte Songs sind total angesagt.«

»*Maledetta primavera*?«

»Warte, ich such's.«

Ich setzte mich zu ihr, es ist immer mühsam mit ihr, über das neue Drehbuch nachzudenken zu beginnen, aber kaum bleibt ihre inexistente Aufmerksamkeit an einem Detail hängen, kommen ihr die unglaublichsten Einfälle. Wie in diesem Gymnasium in Matera, als sie ein Mädchen interviewte und wie üblich nicht zuhörte, dafür aber einen Blick ins Drehbuch warf, in dem ich ihr jedes Mal einen kurzen Abriss über die Besonderheiten des Ortes gab, dort „Murgia" las – wenn man ihr zufälliges Angeln nach Wörtern zwischen den Zeilen denn lesen nennen konnte – und herausplatzte: »Wieso bringt ihr mich nicht auf diese Murgia, statt hier drinnen zu hocken, und wir machen ein *Shadowhunter*-mäßiges Selfie, wir mitten im Nichts?« Daraufhin war die ganze Klasse die Felsbrocken hinaufgekraxelt, und es war eine ganz besondere Folge mit geradezu poetischen Momenten geworden.

Anfangs war es beileibe nicht leicht gewesen, sich damit abzufinden, dass *L'Adelescenza* ohne mich weiterging …

Die Folgen von *Hunger* waren noch nicht ganz im Kasten, da war der Senderchef in die Klinik gekommen, um mich zu treffen, und hatte mir, ohne lange um den heißen Brei zu reden, die Moderation einer Sendung angeboten.

»Mit dem Fokus auf der Jugend. Eine Reise in das, was die jungen Leute von heute wirklich denken und fühlen, um zu verstehen, wie sie mit ihren Ängsten leben, wonach sie sich wirklich sehnen, wie sie zu ihren Familien stehen, zu Sex«, hatte er gesagt.

»Ich fürchte, ich habe von der Jugend der anderen keine Ahnung, ich bin sozusagen nur Expertin in Adeleszenz«, hatte ich geantwortet. Und so hatte die Sendung ihren Namen weg.

Sicher, da war das Problem, dass es eine Sendung mit wechselnden Drehorten wäre und ich deshalb in Italien unterwegs sein müsste, um die Jugend von heute zu zeigen, wie der Direktor sie beharrlich nannte, um sie in den Schulen zu treffen, sie dazu zu bringen, sich mir auf ihren vertrauten Wegen, in ihren Kneipen anzuvertrauen … Jedenfalls hatte er mir zu verstehen gegeben, je eher ich mich von der Villa Lago verabschiedete, desto besser.

»Mir ist völlig klar, dass du in einer heiklen Situation steckst, man kann von einem Menschen bestimmt nicht verlangen, seine Probleme in ein paar Monaten zu lösen, weil wir anfangen wollen zu drehen, aber …«

Aber er tat es: Zehn Tage später sollte ich die Klinik verlassen. Nicht, weil ich geheilt war. Im Gegenteil, in den letzten Monaten hatte sich mein Zustand verschlechtert, ich hatte sogar wieder angefangen, im Abfall zu wühlen, den die Kameraleute nach ihrer Mittagspause zurückließen, ich aß und rannte los, um zu kotzen, ehe die Aufnahmen wieder losgingen, allerdings mit dem Unterschied, dass ich mit Dottoressa Della Penna nicht mehr darüber redete.

Hatten wir nach der dritten Folge, die über Sex, kaum dass die Kameras angingen, instinktiv den Blick der anderen gesucht, als wüssten unsere Fernsehfiguren, dass sie einander ihre Kraft verdankten, so hatten Signorina Noch Mehr und Dottoressa Oberklug nach *dieser* Folge, der neunten, das Ende jedweder Möglichkeit auf gegenseitiges Vertrauen auch zwischen der Patientin, zu der ich nach dem Erlöschen der Kameras wurde, und der Ärztin, zu der sie wieder wurde, beschlossen. Nach dem, was sich in der neunten Folge abgespielt hatte, brachte ich es kaum fertig, ihr Guten Tag zu sagen. Auch weil der Anfang meines sich verschlechternden Zustands mit dieser Folge zusammengefallen war. Also suchte ich nur nach einem Weg, mich davonzumachen, aus der Sendung und von diesem Ort. An dem ich jedoch, ebenfalls nach der neunten Folge und nachdem Papa auf meine Einweisung reagiert hatte, wie er reagiert hatte, ausgerechnet seiner Überzeugung nach unbedingt bleiben sollte.

»Ade', und wenn ich dich da festketten lasse, du bleibst dort.«

Aber der Senderchef bot mir einen Vertrag über fünfhunderttausend Lire pro Folge an, um von dort zu verschwinden: Und Rocco Habenichts reagierte verwirrt.

»Das heißt, die würden dich sogar bezahlen, um im Fernsehen zu bleiben?«

»Die würden mir eine Menge zahlen, Papa.«

»Was du nicht sagst ...«

»Das wird schön, Papa. Eine Studie über meine Generation.«

»Generation? Die trauen sich, diesen verkommenen Haufen Nichtsnutze so zu nennen, die alle aussehen wie Weiber und, wenn sie's wirklich sind, wie waschechte Nutten daherkommen?«

»Ja, Papa. Der Direktor meinte, ich sei perfekt, weil ich ungefähr genauso alt bin wie die Leute, die ich interviewen soll, aber wenn ich rede, klinge ich wie sechzig.«

»Der hat also auch gemerkt, dass du nicht sauber tickst.«

»...«

»Und dafür bezahlt er dich.«

»Er bezahlt mich nicht dafür, Papa, sondern weil er überzeugt ist, mit meiner Art und mit meiner Reife, wie er es nannte, könnte ich ...«

»Ade', tu mir den Gefallen. Sag mir nur, ob es dir gut geht.«

»Mir geht es besser, Papa.«

»Dann rufe ich später die Dottoressa an, mal sehen, was sie sagt.«

»Lass die Dottoressa aus dem Spiel.«

»Ich bin derjenige, der dich gemacht hat, also kannst du mir nicht sagen, was ich machen soll.«

»Aber, was ich mache, kann ich selbst entscheiden.«

»Wenn die Dottoressa sagt, dass du bleiben musst, dann bleibst du.«

»Vertrau mir.«

»Ciao, Ade'.«

Natürlich hatte die Della Penna ihm nahegelegt, alles daranzusetzen, dass ich meinen Aufenthalt nicht abbräche: Obwohl ich ihr nichts mehr anvertraute, hatte sie spitzgekriegt, was mit mir los war, und meinem Vater erzählt, sie fürchte, ich hätte dem Regisseur von *Hunger* Geld geklaut, um die Eistruhe in der Klinikbar zu plündern und im Bad von Gloria und Patrizia alles wieder auszukotzen. Das traf alles zu. Mein Vater hatte ihr geglaubt, er hatte mir verboten, auch nur einen Fuß vor die Tür zu setzen, aber ich war fast neunzehn Jahre alt, ich war volljährig und würde bald selbst für mich sorgen können. Also hatte ich tags darauf das Entlassungsformular unterschrieben und war in einen Zug nach Rom gestiegen.

»Wie meinst du das, nach einem Autogramm fragt keine Sau mehr?« Deliverù hingegen war noch nicht volljährig, als ich sie angerufen hatte, um ihr vorzuschlagen, das neue Gesicht von *L'Adelescenza* zu werden.

Mit den Autoren hatten wir viel darüber diskutiert, ob wir den Namen der Sendung ändern sollten oder nicht: Dieser Name war untrennbar mit mir verbunden, trotzdem war es besser, die Zuschauer nicht zu verwirren, wenn eine Sendung seit zwanzig Jahren lief, immer samstags nach dem Mittagessen auf demselben Sender. Sie hatte es überlebt, dass ihre Moderatorin fünfundzwanzig, dreißig, fünfunddreißig geworden war. Sie würde auch überleben, dass diese Moderatorin den Staffelstab übergab.

Endlich, dachten viele: Und sie hatten recht. Bis zuletzt hatte ich Schritt zu halten versucht mit dem, was die jungen Leute, die ich traf, sahen, hörten, dachten … Aber inzwischen war ich fast vierzig.

»Ist das nicht absurd, so weiterzumachen?«, hatte Elettra, die Regisseurin von *L'Adelescenza*, die außer mir als Einzige seit der ersten Sendung dabei war, mich eines Abends gefragt. Wir wohnten ein Stockwerk voneinander entfernt, und die Reisen starteten immer hier, auf ihrem Moped, dann nahmen wir einen Zug nach Bologna, ein Flugzeug nach Palermo, eine Fähre nach Procida und trafen die Protagonisten der x-ten nächsten Sendung. An dem Abend gingen wir nach dem ersten Drehtag in einem Luftfahrtinstitut in Pisa, in dem wir die ganze Woche bleiben würden, am Arno spazieren.

Ja, es war absurd. Aber ich beherrschte nun einmal nichts anderes, ich war Berufsjugendliche, seit ich neunzehn war, hatte unterdessen meinen Abschluss in Jura gemacht, zwischen Drehschluss und Team-Abendessen in den Hotels gebüffelt. An dem Nachmittag, an dem ich meine Abschlussarbeit verteidigt hatte, waren sie aus dem Dorf heraufgekommen, mein Vater und meine Mutter im Sonntagsstaat, sie in einem altrosa Kostüm und er in einem blauen Nadelstreifenanzug, beides extra für diesen Anlass von Tante Rosanna genäht: Ich sollte die erste Habenichts mit Studienabschluss sein – mach das Examen, Ade'. Aber nach der Bekanntgabe hatte ich mit ihnen nur in einer Bar gegenüber der Uni anstoßen können, weil ein Wagen auf mich wartete, der mich zur Spitzensendung direkt vor den Abendnachrichten bringen sollte, zu der ich nach endlosem Drängen der Presseabteilung von *L'Adelescenza* ausgerechnet für diesen Tag eingeladen worden war. Beim Verfassen der Abschlussarbeit über den Vergleich zwischen Monopol und freiem Wettbewerb bei der kollektiven Rechtewahrnehmung von Urheberrechten hatte mir ein Anwalt des Senders geholfen, aber trotzdem. Ich hatte nichts gelernt, als ich die Gelegenheit dazu hatte, und wusste nicht einmal, wo wer in einem Gerichtssaal seinen Platz hatte.

Was hätte ich mir also überlegen können? Was würde ich sonst machen können außer die Adeleszentin, wenn ich mit neununddreißig nichts anderes beherrschte?

»Als Erstes könntest du doch mal deine Eizellen einfrieren«, hatte Elettra geantwortet.

»Wenn ich die Sendung aufgebe, wollte ich mir eigentlich ein Jahr Auszeit nehmen und nach Vancouver gehen und Französisch lernen oder so …«

»Mach, was du willst, Schatz, aber zuerst frierst du deine Eizellen ein, hör auf mich.«

»Wieso?«

»Ich hab's mit siebenundzwanzig gemacht, weißt du. Mit einundfünfzig kann ich heute sagen, dass ich nie damit geliebäugelt habe, ein Kind zu kriegen, aber so hatte ich die Wahl, verstehst du?«

»Ja.«

»Die Wahl zu haben ist alles im Leben, Adele.«

Und dann hatten wir, wie immer in jener Zeit, angefangen, über Manuel Eins und Manuel Zwei zu reden. Manuel Eins hatte ich auf Facebook kennengelernt, er hatte mir geschrieben, um mich zu einer Folge zu beglückwünschen, die ich in seiner Stadt Bassano gedreht hatte. Er hatte ein Spiegelgeschäft, er entwarf Spiegel und baute sie und tat gern das Gleiche wie ich. Reden. Seit wir angefangen hatten, uns auszutauschen, verbrachten wir jede Nacht am Telefon, und manchmal frühstückten wir zusammen, ich lauschte seiner gurgelnden Mokkakanne und er meiner. Er war mich ein paarmal besuchen gekommen, aber bei allem, was wir hätten tun können, zog er es vor, Arm in Arm unter der Bettdecke zu liegen. Und zu reden. Manuel Zwei hingegen war eine Saison lang der Projektleiter von *L'Adelescenza* gewesen, und auch er tat gern, was ich gern tat. Vögeln. Wenn er auf den Set kam, wurde ich feucht, kaum dass er mich grüßte. Es hieß, er habe fünf Kinder von fünf verschiedenen Frauen, aber über sich redete er nie. Tatsächlich redete er auch über alles andere wenig. Er klopfte an meine Zimmertür im jeweiligen Hotel, in dem das Team gerade untergebracht war, ich öffnete, und bis er das Zimmer wieder verließ, musste ich nichts mehr entscheiden und einfach nur Ja sagen. Einmal hatte ich versucht, ihn zu fragen, was für ein Sternzeichen er sei, und er hatte ausweichend geantwortet: »Vielleicht Skorpion, vielleicht Schütze, aber ist doch egal, oder?« Klar war das egal.

Seit ich Deliverù kenne, muss ich jedes Mal, wenn ich mit ihr zusammen bin, irgendwann unweigerlich an ihr Sexleben denken.

In den YouTube-Videos, durch die ich sie kennengelernt habe, sagte sie ständig fuck, normalerweise fing sie gleich damit an: »Fuck, heute hatte mein Telefon keinen Akku mehr und ich habe das Ladekabel nicht mehr gefunden.«

»Fuck, heute kommt man um vor Hitze.«

»Fuck, hört euch an, was für ein Fuck mir gestern passiert ist, als ich ins Fitnessstudio bin.«

Dabei hatte sie nichts Aggressives an sich, im Gegenteil, man konnte ihr nur in allem recht geben, sie beschwichtigen, lächeln: Lass mich dir helfen, hier, nimm mein Ladekabel, willst du ein Wassereis? Erzähl doch mal.

Sie war immer mehr oder weniger gleich angezogen, mit einem schwarzen Top ohne BH, das ihren Busen einquetschte, und einem weiten, offenen Herrenhemd. Sie wäre unwiderstehlich gewesen, mit diesen mandelförmigen grünen Augen, dem herzförmigen Mund, dem langen, glänzenden, welligen Haar. Schade nur, dass sie nicht den kleinsten Funken Sinnlichkeit versprühte, erst recht nicht, wenn sie bei all dem Geplauder, das sie aus ihrem Kinderzimmer verbreitete und das ihr siebenhunderttausend Follower eingebracht hatte, von Mauri erzählte, ihrem Freund.

»Gestern hat Mauri mir diesen Teddy hier geschenkt, ist der nicht fucking süß?«

»In den Weihnachtsferien hat Mauri ein bisschen Speck angesetzt, und darum kümmere ich mich jetzt, ich habe ihn auf Radikaldiät gesetzt, einen Monat lang kann er von Pizza mit Büffelmozzarella nur träumen … Dabei ist er ganz verrückt danach, der arme Schnuffi.«

Gehört es zu ihrem Genie, diesen Mix aus Lässigkeit und kindischem Getue kreiert zu haben, der offenbar den Nerv dessen trifft, von dem alle immer mehr wollen, nämlich dem eigenen Leben entfliehen, ohne sich vom Fleck zu bewegen, und in Wirklichkeit, wenn die YouTube-Aufnahme vorbei ist, ruft sie Mauris besten Freund an, der im Unterschied zu Mauri kein Schnuffigesicht hat und vor allem nicht schwul ist, was Mauri eindeutig sein muss, um sich mit ihm in der Garage von Deliverùs Eltern zu verabreden, wo sie schon vornübergebeugt auf der Motorhaube des väterlichen Autos liegt? Das frage ich mich noch immer. Oder sind auch meine Fantasien inzwischen nicht mehr adeleszent und in die Jahre gekommen, bin ich es, die nichts mehr versteht und sich erst recht nicht mehr vorstellen kann, was es bedeutet, siebzehn zu sein, während Deliverù hochzufrieden ist und ihre siebenhunderttausend Klicks, Mauris Schnuffigesicht und dass sie ihm einen Monat lang Pizza mit Büffelmozzarella verbieten kann, ihr reichen, um sich geliebt zu fühlen?

Doch an dem Morgen hatte sie, ohne es zu merken, auf mein Sexleben angespielt.

Nachdem sie ein paar Sekunden lang in *Maledetta primavera* hineingehört hatte, hatte sie es für in Ordnung befunden und in ihr Reel aufgenommen.

»Wie meinst du das, nach einem Autogramm fragt keine Sau mehr?«, kam ich zum Thema zurück.

»Wie alt ist diese Annamaria?«

»Sechzehn.«

»Und wer ist sie?«

»Die Tochter eines Freundes.«

»Dann hat dieser Freund entweder keinen fucking Schimmer oder er sucht nach einem Vorwand, um dich ins Bett zu kriegen.«

»Warum sagst du das?«

»Weil Mädels von mir eine Videomessage wollen. Was sollen die mit einem Autogramm anfangen?«

»Das Gleiche, was sie mit einer Videomessage anfangen würden.«

»Du bist zu intellektuell für mich, Adele, weißt du. Aber glaub mir, sieh dich vor dem Typ vor: Entweder ist er bekloppt oder ein Triebtäter.«

»Ist man denn sofort ein Triebtäter, wenn man eine Frau gut findet?«

»Pff, nach dem, was Asia passiert ist, wäre ich vorsichtig.« Sie fing an, einen Rattenschwanz von Meinungen über den Weinstein-Fall herunterzurasseln, die sie im Netz gefunden hatte, um sich auf ein Interview vorzubereiten, das sie am Nachmittag einer Kollegin geben würde, die auf Instagram Aussagen von Frauen für Frauen zusammentrug, vereint gegen sexuelle Belästigung.

„War das mit dem Autogramm ein Vorwand?"

„Ja."

„Aber ich hätte dich auch ohne Vorwand geküsst."

„Ich will dich."

„Ich will dich."

„Heute Abend habe ich gegen sieben Schluss. Bist du da?"

„Um vier hole ich Frida aus der Krippe ab, danach bin ich die ganze Zeit mit ihr zusammen."

„Ich fände es schön, sie wiederzusehen, aber noch schöner fände ich es, ihre Mutter auszuziehen."

„Morgen früh um zehn?"

„Ich habe eine Vorlesung an der Uni. Mittags?"

„Perfekt."

Wie beim ersten Mal lief alles ganz natürlich.

»Was glaubst du, warum ich seit zwei Tagen wie ein Blödmann vor mich hin grinse? Auch heute, als ich diese Vorlesung an der Uni hielt, konnte ich einfach nicht ernst bleiben.« Seine Finger streichelten meinen Arm, auf und ab, wie immer, nachdem wir miteinander geschlafen hatten.

Und es fehlt mir.

Mir fehlen diese Finger, sogar der Ringfinger der linken Hand fehlt mir, mir fehlt diese Nase, die Haare auf der Nase, die ich ihm mit der Pinzette auszog, die Blinddarmnarbe, mir fehlen die eingekrümmten Nägel an den kleinen Zehen, mir fehlt alles.

»Stell dir vor, gestern haben Frida und ich in Dauerschleife zu *Pedro* von Raffaella Carrà getanzt. Seit zwei Tagen muss ich ständig grinsen und will tanzen.«

»Wie bist du darauf gekommen, dass das Autogramm ein Vorwand war?«

»Deliverù hat's mir gesagt. Heute wollen die Mädels eine Videomessage, hat sie gemeint.«

»Dann könnte sie mir auch eine für Annamaria aufnehmen?«

»Klar. Auch wenn sie heute ziemlich mit ihrem eigenen Zeugs beschäftigt war.«

»Nämlich?«

»Mit dem Frühling, der vor der Tür steht, und der Weinstein-Sache.«

Mir fehlt sein Lächeln.

»Wann geht die erste Folge der neuen *Adelescenza* auf Sendung?«

»Anfang des Sommers, vier müssen noch aufgezeichnet werden.«

»Bedauerst du es?«

»Was?«

»Dass du sie nicht mehr moderierst.«

»Ja, nein. Weiß nicht. Seit Frida da ist, ist es, als könnte mich alles andere nicht mehr wirklich kratzen.«

»Nett, das einem nackten Mann in deinem Bett zu sagen.«

Mir fehlt sein Sinn für Humor.

»Jedenfalls wird es eine völlig andere Sendung, es wird viele Zuschaltungen geben, in jeder Folge wird Deliverù drei Videos der Influencer zeigen, die bei ihren Interviewpartnern am meisten angesagt sind. Ich bin neugierig zu hören, wie Annamaria die Unterschiede findet, bestimmt gefällt ihr die neue Version besser …«

»Ich glaube nicht, dass Annamaria jemals deine *Adelescenza* gesehen hat, weißt du?«

Mir fehlen seine Lügen.

»Wie bitte? Du hast gesagt, sie würde keine Sendung verpassen.«

Seine Verlegenheit.

»Und jetzt?«

»Jetzt was?«

»Was sage ich jetzt?«

»Ich verstehe nicht.«

Mir fehlt es, begriffsstutzig zu sein, denn sobald ich anfing zu begreifen, hatte es vielleicht keinen Sinn mehr, weiterzumachen.

»Das Autogramm für Annamaria ist nicht die einzige Lüge, die ich dir erzählt habe.«

»Hilfe, allmählich übersteigt die Anzahl der Lügen die unserer Treffen …«

»Ist nur was ganz Läppisches.«

»Dass du Kinderarzt bist, stimmt also, kann ich Frida weiter dieses Medikament geben?«

Wie er grinst, wie er grinst, wie er grinst.

»In Wirklichkeit ist Gemma Fan von *L'Adelescenza*.«

»Gemma?«

»Meine Frau.«

Leider ja. Jetzt geht mir auf, dass er mir fehlt und dass sogar sie mir fehlen wird. Gemma. Während das Martinshorn eines Krankenwagens die Stille dieser Nacht durchbricht und ich gern das Gleiche täte wie der Rest der Welt, mir Sorgen machen, was wohl passiert ist, und basta. Stattdessen denke ich an Gemma.

Gemma Losacco

Arbeitet bei: **Spielecenter Der geheime Garten**

Lebt in: **Rom**

Freunde: **238**

Na bitte, ich hatte gesagt, nie wieder, und bin heute Nacht doch wieder in die Grube ihrer Facebookseite gestolpert. Um was, bitte, da zu sehen? Immer dieselben zwei Fotos, denn eine Exhibitionistin ist Gemma nun wirklich nicht, sie nutzt die sozialen Netzwerke, um in Kontakt mit den Menschen zu bleiben, die ihr etwas bedeuten. Bestimmt nicht, um ihre Angelegenheiten in die Welt zu posaunen, ihr Profil ist also nur für die zweihundertachtunddreißig Freunde zugänglich, von denen niemand zu meinen Freunden zählt, sonst könnte er mir auch zu anderen Informationen und weiteren Lächelbildern Zugang verschaffen, auf denen mehr von Gemma Losacco zu sehen ist als das verhaltene Lächeln ihres Profilfotos, auf dem sie eine Sonnenbrille trägt, das Haar zusammengebunden hat, man ahnt nur, dass sie zur Fülligkeit neigt, und das strahlende Grinsen auf dem Titelbild, geknipst vor sieben Jahren, das sie Arm in Arm mit einer ihrer Schwestern zeigt, das Haar fällt ihr dicht und dunkel auf die Schultern, es ist offensichtlich, dass dick zu werden sie nie geschert hat. Hätte sie doch, solange sie noch achtunddreißig war, es wenigstens unterlassen, das obendrein blau und rosa gestreifte T-Shirt in die Jeans zu stecken.

Denn natürlich weiß ich auch, dass Gemma am zehnten Juni neunzehnhundertvierundsiebzig geboren ist. Wie ich auch weiß, dass sie drei Schwestern hat, gegen Katzen allergisch ist, im Reiskuchen-Backen spitze ist, nur einen anderen Freund vor Nicola hatte und vor drei Jahren ihren Vater verloren hat.

Vielleicht sollte mir statt Gemma die Adele fehlen, die über Gemma nichts wusste. Die Adele, die wie an jenem Tag herumwitzelte, überzeugt, Nicola würde einen Weg verfolgen und hätte womöglich schon eine kleine Wohnung als Ausweichquartier gefunden, während er, wie er mir an jenem Abend geschrieben hatte, den richtigen Anwalt suchte, um ihn bei der Trennung zu unterstützen.

»Du bist also mit der Moderatorin der Lieblingssendung deiner Frau ins Bett gegangen?«

»Genau. Und das würde ich gern auch weiterhin tun, stell dir vor.«

»…«

»…«

»Und als du mir erzählt hast, während du für dein Medizinstudium gelernt hast, guckte jemand im Nebenzimmer *Hunger*, da war dieser jemand …«

»Auch sie, ja.«

»Wie lange kennt ihr euch schon?«

»Ich war mit ihrer Schwester im Kindergarten.«

»Im Kindergarten?«

»Ja. Aber Gemma und ich sind zusammengekommen, als ich schon in Rom an der Uni war, da war sie noch auf der Oberschule. Küsst du mich?«

»Wieso wechselst du das Thema?«

»Ich wechsle nicht das Thema, ich will, dass du mich küsst.«

»Und ich will, dass du weißt, dass du offen zu mir sein musst. Schließlich bin ich keine Adeleszentin mehr … Wenn ich in meinem Alter einen Mann treffe, der weder verheiratet noch frisch geschieden ist, dann ist er sehr wahrscheinlich ein Psychopath.«

Wenn er grinst, wenn er grinst.

»Küsst du mich jetzt?«

Wenn er mich küsst. Und auch, wenn wir gerade erst aufgehört haben, miteinander zu schlafen, muss er meine Zunge nur mit seiner berühren, schon wird er wieder steif.

Das Auto, das neue Haus, der Fernseher.

Fehlte noch der Sommerurlaub.

Wir waren nie in die Ferien gefahren, denn zuerst war kein Geld da, und sowieso wehte im Dorf eine Brise, wegen der sogar die Leute aus der Großen Stadt anreisten. Dann, als das Geld da war, musste mein Vater dableiben, um den Supermarkt zu bewachen, als könnte er in unserer Abwesenheit plötzlich verschwinden.

Wir alle waren darauf vorbereitet, einen weiteren solchen Sommer zu verbringen und Wache zu halten, als er ein paar Abende nach meinem ersten Kuss mit Candido und Caterinas verhauener Versetzung die Neuigkeit verkündete.

Samstag fahren wir ans Meer.

Ans Meer?

Ja.

Und der Supermarkt?

Um den kann sich zwei Wochen lang dein Onkel kümmern.

Dann fährt euer Vater zurück und wir bleiben noch eine Woche.

Wie schön, sogar die Zwillinge hatten ein Lebenszeichen von sich gegeben.

Ja, wie schön.

Bedankt euch bei eurem Vater, der immer nur an uns denkt.

Danke, Papa.

Danke.

Ade', geh morgen mit deinen Brüdern eine Badehose kaufen und kauf dir auch einen Anzug.

Danke, Papa.

Ade'. Als meine Mutter sich ans Geschirrspülen gemacht hatte, waren die Zwillinge bereits in ihrem Zimmer verschwunden.

Ja.

Was ist los, hast du was?

Ich habe nichts, Papa.

Freust du dich nicht, dass wir ans Meer fahren?

Doch, ich freu mich. Das ist es nicht.

Dann zieh nicht so ein Gesicht, dafür gibt's keinen Grund.

Es war seltsam, dass mein Vater die Psychologie bemühte und mich fragte, was mit mir los sei. Wegen meiner neuen Angewohnheit, alles zu sagen, ließ ich normalerweise niemandem die Zeit, mich irgendetwas zu fragen, und er hätte sowieso nicht gefragt, es ging ihm nicht um die Gesichter, mit denen man etwas tat, sondern dass man es tat – lerne, mach Abi …

Doch binnen weniger Tage hatte sich meine Welt verändert.

Ich war Caterina nur noch ein einziges Mal über den Weg gelaufen, auf der Großen Wiese, aber sie hatte sich weggedreht, war auf ihr Fahrrad gestiegen und davongeradelt.

Am Morgen nach unserem ersten Kuss war Candido vorbeigekommen und hatte mir Ricottakuchen mitgebracht, den seine Mutter gebacken hatte.

Extra für dich.

Wir hatten die Räder genommen und waren bis zum Wildbach gefahren, der unter dem Monte Panettone entlangfloss und an dem wir viele Jahre zuvor als Kinder den Ostermontag mit unseren Familien verbracht hatten. Wir hatten uns ins Gras gelegt, er küsste meine Stirn, die Wangen, die Lippen, wie schön du bist.

Ohne es auszusprechen, waren wir wohl zusammen. Und ich hatte keine Ahnung, was das war, diese Sehnsucht, die sich in meinem Herzen zusammenzog, während Candido händchenhaltend mit mir die Hauptstraße entlangspazierte. Fehlte mir Caterina? Klar fehlte sie mir. Die Sehnsucht nach Caterina ließ mir den Atem stocken. Diese hier war anders, sie stieg wie ein giftiger Nebel in mir auf, doch dann verursachte sie einen Schwindel, an den man sich leicht gewöhnen konnte.

Diese Feuchtigkeit, diese Feuchtigkeit, diese Feuchtigkeit.

Es war, heute weiß ich es, die Sehnsucht nach den Dingen, die noch nicht geschehen sind.

Und so war es Candido, der mir fehlte, während er gerade mit mir Händchen hielt.

Candido, als er noch nicht mit mir Händchen hielt.

Wenn er mich küsste, gelang es mir, sie nicht aufsteigen zu lassen, ich versuchte sogar, sein Gesicht mit den Händen festzuhalten, damit es sich nicht von meinem löste. Doch es waren auch seine ersten Küsse.

Ich bin zu aufgeregt, entschuldige, sagte er.

Dann kam er mir wie ein frisch geschlüpftes Vögelchen vor, das man ganz vorsichtig zwischen den Fingern halten musste, mich überkam Rührung, aber auch Unmut, weil ich seit einem Jahr nicht davon träumte, ein Vögelchen in den Fingern zu halten, sondern dass Candido mich liebte.

Vielleicht hatte Caterina doch recht: Wir waren verdorben. Verdammt.

Wir hatten alles und blieben doch Habenichtse.

Aber nicht, weil wir, wie sie meinte, so taten als ob.

Schlimmer: Wir waren so besessen davon, nicht über schöne Dinge zu reden, dass wir nicht wussten, was wir mit ihnen anfangen sollten, wenn sie tatsächlich eintraten.

Oder wir bissen nicht an, genau wie mein Vater mit dem Supermarkt.

Wir verstanden uns besser aufs Hungern als aufs Essen.

Es fiel uns leichter, mit den Präsenzen am Tisch zu sitzen, als mit jemandem Händchen zu halten.

Wegen dieser Gedanken zog ich ein Gesicht, und das versuchte ich ihm zu erklären.

Papa, in meinem Kopf rumort es ganz schön.

Es rumort?

Sachen, Gefühle.

Ade', du musst dir nicht die geringsten Sorgen machen. Und er durchbohrte mich mit seinen pechschwarzen Augen. Auch das passierte so gut wie nie.

Papa, ich mache mir keine Sorgen, ich habe Angst, mit mir ist was faul.

Nur Versager glauben, mit ihnen ist alles in Ordnung, Ade'.

Dann wäre da noch diese andere Sache.

Welche?

Die mit den Leuten, die Dinge von uns erwarten, die wir nicht erfüllen können.

Mal ehrlich, Ade', das ist nicht unser Problem.

Aber die Armen, vielleicht wollen sie nur …

Das ist nicht unser Problem.

Auch wenn wir es waren, die …

Es ist deren Problem, Ade'. Nicht unseres. Hast du verstanden?

Ja.

Aber ich sprach von Candido, er sprach von Rita.

Das Meer ist endlos, das ist das Erste, was ich dachte, als das Auto endlich die letzte Kurve genommen hatte.

Vielleicht fühlte ich mich deshalb sofort sicher, kaum waren wir in der Pension Dolceriva angekommen.

Denn genau wie Nicola würde das Meer mich niemals in die Enge treiben, um herauszufinden, ob es mir reichen könnte.

Als wir das Gepäck ins Auto geladen hatten, war Candido vorbeigekommen, um sich von mir zu verabschieden und mir einen Brief zu geben. Es lag eine Margerite darin.

„Ich habe sie auf der Großen Wiese gepflückt, nachdem ich Dich gestern Abend nach Hause gebracht habe. Die Augenblicke mit Dir sind die schönsten meines ganzen Lebens gewesen, und in den drei Wochen, die nun vor uns liegen, werde ich täglich die Stunden zählen, bis der Tag Deiner Rückkehr kommt. Dein Candido."

Er hatte mich gebeten, ihn erst am Ziel unserer Reise zu lesen, und das hatte ich getan.

Die Pension Dolceriva war eine weiße Bettenburg, ich musste wieder mit meinen Brüdern zusammen schlafen, was mir nichts ausmachte, und meine Eltern wohnten im Nebenzimmer.

Wir schlüpften in unsere Badeanzüge und Gummilatschen und gingen mit Mama hinunter an den Strand.

Mein Vater würde erst bei Sonnenuntergang zu uns stoßen, weil, so sagte er, er nicht begreife, was die Leute daran finden, den ganzen Tag reglos in der Hitze zu brüten.

Im Gegensatz zu diesen Leuten fand meine Mutter unter dem Sonnenschirm keine Ruhe. Sie schmierte uns den Rücken mit Sonnencreme ein, wir brannten darauf, ans Wasser zu gehen, sie rieb sich Bräunungsöl auf die Arme, setzte sich auf der Sonnenliege zurecht, schlug den *Harmony*-Roman auf, den sie sich extra für den Sommerurlaub gekauft hatte, schlug ihn wieder zu, kam zum Wasser, kehrte um.

Meine Brüder hatten sofort andere Kinder zum Sandburgenbauen gefunden.

Ich hatte Gabriele gefunden.

Er war der Sohn des Bademeisters und half, darauf zu achten, dass der Strand sauber blieb und niemand bis hinter die Boje hinausschwamm.

Wir hatten angefangen, über die üblichen Sachen zu reden.

Fast fünfzehn.

Ich achtzehn.

Wissenschaftliches Gymnasium.

Gewerbeschule.

Juve.

Ich auch Juve.

Am selben Abend, als der Atem meiner Brüder mir versicherte, dass sie eingeschlafen waren, und mein Vater im Nebenzimmer laut und meine Mutter leise zu schnarchen anfingen, schlüpfte ich aus der Pension Dolceriva und ging zum Strand hinunter, wo wir uns verabredet hatten.

Dass das, was wir machten, Liebe war, ging mir erst ein paar Tage später auf. Aber, wie ich der Della Penna und jedem, der besagte Folge sah, ein paar Jahre später erzählen sollte, gefiel es mir auf Anhieb.

Und sogar der kleine Schmerz, den ich anfangs spürte, gefiel mir.

Für Gabriele war nichts daran neu, das verriet mir die Art, wie er meine Hände und meinen Mund an Stellen führte, von denen ich nicht im Traum geglaubt hatte, sie könnten dorthin gelangen, und wie er sich die Jeans zumachte, als wir fertig waren. Für mich hingegen war Sex das Erste, was ich tat, ohne es mir jemals zuvor ausgemalt zu haben.

Im Übrigen wurde zu Hause nie darüber gesprochen.

Als ich meine Regel bekam, hatte meine Mutter zu mir gesagt, ja, ab jetzt wäre ich eine Signorina und müsse mich vorsehen, doch warum und wovor ich mich vorsehen musste, hatte sie mir nie erklärt. Wer weiß, ob ich auch deshalb anfing, pausenlos zu plappern, um tastend, mit Worten, nach den Gründen zu forschen, weshalb ich mich vorsehen musste.

Es war Gabriele, der mir beigebracht hat, was ein Kondom ist, während er mir tagsüber beibrachte, mich über Wasser zu halten, und später Freistil, Brustschwimmen.

Wenn ich bei der Arbeit bin, darf niemand merken, dass ich und du zum-zum, hatte er in unserer ersten Nacht zu mir gesagt.

Klar, hatte ich geantwortet. Aber dann fand ich es ein bisschen schade, dass er vor all den anderen Mädchen, die bettelten, bringst du mir Freistil und Brustschwimmen bei, nie mit mir Händchen hielt. Und ich hatte schlagartig aufgehört, an Candido zu denken.

Ich hätte gern mit jemandem über all das geredet, was mir widerfuhr, also redete ich in Gedanken mit Caterina.

Wie soll ich Candido bloß sagen, dass ich mich in einen anderen verliebt habe?

Weißt du, Gabriele hat ein bisschen Bart, und wenn er mich küsst, zerkratzt er mir das Gesicht, aber das merke ich immer erst hinterher, wenn ich wieder in meinem Zimmer bin und mich im Spiegel ansehe.

Gabriele ist nicht gerade irre sympathisch.

Und obendrein schlecht erzogen, dir kann ich das ja sagen, dieses Zum-zum zum Beispiel stört mich.

Aber er hat unglaubliche Augen, eines ist grün und das andere braun, stell dir vor.

Ich legte mich neben meine Mutter unter den Sonnenschirm, starrte auf eine Boje, ganz so, als sei ich in das Meer vertieft, aber nein, ich redete mit Caterina.

Wie mein Vater der Zeit in jenen zehn Tagen ein Schnippchen schlug, wenn wir ans Meer gingen und bis zum Sonnenuntergang dortblieben, wusste derweil nur er, doch eine Sache war sicher, der Sommerurlaub machte ihn fertig.

Er war ständig mieser Laune, wenn wir uns abends alle fünf im Patio vor der Pension an den Tisch setzten, sagte er nur, die Nudeln seien Kleister, der Fisch stinke nach Putzlappen.

Die Präsenzen waren ebenfalls mit in den Sommerurlaub gekommen und schienen ihm recht zu geben.

Ich spürte, dass sie wütend waren.

Sie mochten das Meer nicht.

Meine Mutter hingegen, die am Strand ganz kribbelig war, benahm sich, kaum war mein Vater zurück, genau wie ich, wenn ich nach ein paar Stunden Gabriele wiedersah, sie tat so, als sei alles bestens.

Ach was, hör doch auf, die Nudeln sind köstlich.

Der Fisch ist frisch.

Was meinst du, Rocchi', lassen wir die Kinder morgen am Strand, da haben sie inzwischen Gesellschaft gefunden, und machen einen Ausflug mit dem Bus an der Küste entlang?

Ja, nein, kaute er.

Also versuchte sie ihre Geheimwaffe abzufeuern, doch war das nicht ihr Lächeln, es wirkte genauso gezinkt wie das, was sie später für uns übrighatte.

Euer Vater ist ein Bergmensch, erklärte sie uns, als sie zum Gute-Nacht-Sagen kam.

Aber weil er uns mehr liebt als sein Leben, ist er mit uns ans Meer gefahren.

Wir müssten ihm dankbar sein.

Montag, Dienstag, Mittwoch.

Es schien, als wollte der Sonntag, an dem mein Vater ins Dorf und in seine Berge zurückkehren konnte, nie kommen.

Doch mit dem Freitag kam ein Auto.

Wir hatten uns gerade zum Essen gesetzt, der Kellner, an den wir uns noch immer nicht gewöhnen konnten und bei dem wir uns immer allzu überschwänglich bedankten, als wollten wir uns bei ihm entschuldigen, dass nicht wir ihn bedienten, brachte uns gerade den Brotkorb.

Das Auto parkte im Patio vor dem Restaurant. Es war ein weißer Cinquecento, und sie war ebenfalls weiß gekleidet.

Diesmal hatte sie dunkelbraunes Haar, das zu einem Pferdeschwanz gebunden war.

Geschminkte Augen, aber nicht wie bei einem Clown, sondern eher wie bei einer Schauspielerin aus der *Springfield Story*.

Gut geschminkt.

Schöne, große, blaugraue Augen.

Ich brauchte einen Moment, bis ich die Frau wiedererkannte, die an dem Abend, als meine Geschichte mit Candido begann und die mit Caterina endete, rauchend am Mäuerchen gelehnt hatte.

Aber als sie sich die erste Zigarette anzündete, während mein Vater mit den Armen ruderte, wie um ihr zu sagen, verschwinde, hatte ich keinen Zweifel mehr.

Kaum hatte er sie aus dem Auto steigen sehen, war er wie eine Sprungfeder von seinem Stuhl hochgefahren.

Dann hatte er meine Mutter angeguckt, die ihren Teller anguckte, und war geradewegs auf sie zugeschossen.

Sag mal, tickst du nicht mehr sauber, blöde Kuh, konnten wir nur noch hören.

Denn dann packte er sie beim Arm, schüttelte sie, und sie gingen davon.

Wir konnten nur zugucken.

Reglos wie vor einer Fernsehsendung, mit der endlich alle vier zufrieden waren, guckten wir zu.

Er boxte in die Luft, sie drückte eine halb gerauchte Zigarette aus und machte sich die nächste an.

Er boxte noch immer in die Luft.

Sie hörte ihm zuerst wortlos zu.

Dann fing sie an zu weinen.

Die Schminke rann ihr von den Augen auf die Wangen.

Die Wangen wurden schwarz.

Diese Nutte, zischte meine Mutter.

Was?, fragten die Zwillinge.

Nichts.

Der erste Gang kam, Spaghetti mit Mies- und Venusmuscheln, danke, danke, danke noch mal, vielen Dank.

Soll ich das für den Herrn warm stellen, Signora?

Aber nicht doch, danke, lassen Sie es ruhig stehen, danke, der Herr ist gleich zurück, danke.

Verschwinde, verschwinde.

Sie legte ihm eine Hand ans Gesicht, er hielt sie am Handgelenk zurück.

Sie klammerte sich an seine Brust, er schob sie von sich.

Beruhige dich, gestikulierte er jetzt, beruhige dich. Wieder ergriff er ihren Arm, aber diesmal, ohne zu schütteln, begleitete sie zum Auto, öffnete die Wagentür, sie setzte sich hinters Steuer, er schloss die Wagentür.

Das Auto fuhr davon.

Lasst uns essen, sonst wird alles kalt, sagte meine Mutter.

Er kehrte an den Tisch zurück und fing ebenfalls an zu essen.

Heute Abend haben sie sich ins Zeug gelegt, diese Spaghetti sind hervorragend, findest du nicht, Tere'?

Ja, die sind gut.

Kinder, wie war's heute am Meer?

Schön, antworteten die Zwillinge.

Der zweite Gang kam, Schweinebraten.

Danke, danke.

Vielen Dank.

Es fehlt ein bisschen Salz, aber man kann's essen, was meinst du, Tere'?

Es ist gut.

Schmeckt's euch, Kinder?

Ja.

Er wandte sich an alle, außer an mich.

Nach dem Obst bat ich um Erlaubnis, in mein Zimmer gehen und mich hinlegen zu dürfen.

Mir ist schwindelig, was stimmte.

Und noch immer weiß ich nicht, ob es an dem lag, was ich gesehen hatte, oder daran, dass, kaum hatte sich mein Vater wieder zu uns gesetzt, die Präsenzen mit einem Schlag und für das ganze restliche Abendessen spurlos verschwunden waren.

Eine Stille, die mir den Kopf endlich frei und leicht hätte machen können und mich stattdessen als Geisel hielt, dort, wo die Sehnsucht für die noch ungeschehenen Dinge lag, der kleine Schmerz des ersten Mals mit Gabriele, meine Liebe für das Meer und alles, was Bedeutung hatte.

In jener Nacht schnarchte im Schlafzimmer meiner Eltern niemand laut und niemand leise.

Sie stritten, als hätten sie Watte im Mund, um uns nicht zu wecken.

Aber ich wusste, dass nicht einmal die Zwillinge schliefen.

Jetzt konnten wir weder zuhören noch zugucken.

In der Dunkelheit drangen nur einzelne Worte durch die Watte.

Die ist nur eine arme Irre.

Du bist ein Lügner.

Nutte.

Familie.

Schäm dich.

Unsere Kinder.

Zuhause.

Rita.

Irre.

Lügner.

Familie.

Rita.

Familie.

Am nächsten Morgen verkündete unser Vater beim Frühstück, er müsse sofort ins Dorf zurück, der Onkel habe die Rezeption der Pension angerufen, es gebe Probleme im Supermarkt.

Er würde uns nächsten Sonntag abholen kommen.

Von dem Tag an ging meine Mutter nicht mehr hinunter an den Strand und blieb die ganze Zeit im Bett.

Ich will in aller Ruhe mein Buch zu Ende lesen, sagte sie.

Aber das Eselsohr im *Harmony*-Roman sollte sich von Seite dreizehn nicht wegbewegen.

Ich ging weiter an den Strand, um vom Sonnenschirm aus auf die Zwillinge aufzupassen, und nahm keine Schwimmstunden mehr.

Wir aßen zu Mittag, aßen zu Abend.

Vielen Dank.

Danke.

Diese Ravioli sind interessant.

Köstlich, wie diese Kartoffeln gebraten sind.

Danke.

Diese Feuchtigkeit.

Kaum hörte ich das leise Schnarchen, traf ich mich mit Gabriele.

Eines Nachts forderte er mich auf, mich umzudrehen, auf alle viere zu gehen, und packte meine Hüften.

Es gefiel mir so gut, dass mir endlich die Tränen kamen.

„Gute Nacht, Hieda.“

„Gute Nacht, Dahie.“

Fast von Anfang an nannten wir uns so, als wollten wir sagen, dass, auch wenn jeder da war, wo er war, wir dennoch hier waren: zusammen.

Denn fast von Anfang an war uns klar, dass es nicht einfach werden würde, sich zu treffen. Seine Praxis lag in Parioli, im Norden der größten aller Städte, ich wohnte in Garbatella, im Süden, er wohnte an der Piazza Vittorio im Zentrum.

Als ich aus der Villa Lago verduftet war, hatte ich aus dem Zug den Senderchef angerufen.

»Hier ist Adele, ich komme, aber ich weiß nicht, wohin.«

Er ließ mir für den Abend ein Hotel besorgen und half mir, eine Wohnung zu finden, in der ich fürs Erste bleiben konnte. Um mich am Bahnhof abzuholen, schickte er Elettra Mallaby, die bereits mit der Regie der Sendung betraut war.

Als ich aus dem Zug stieg, hatte ich das Gefühl, als wäre Rom wie das Meer. Es war nicht nur die größte aller Städte: Es war endlos.

Elettra kam mir auf dem Bahnsteig entgegen, sie erkannte mich und begrüßte mich mit einem Kuss auf die Wange, während ich ihr die Hand hinhielt. Sie war groß, schlank und strahlend blond, ihre Großeltern waren Schotten, aber sie war in Rom geboren und aufgewachsen, es war schwer zu sagen, ob ihr kalt oder heiß war, denn sie kuschelte sich in eine kurze, gelbe Daunenjacke und trug Jeansshorts, aus der ihre nackten Beine hervorschauten, und darunter Turnschuhe, aus denen sie die Schnürsenkel herausgezogen hatte.

Sie begleitete mich in ein Hotel unweit des Bahnhofs, wartete, bis ich geduscht hatte, und lud mich zu sich zum Abendessen ein. Bei ihr zu Hause waren bereits ein Freund, der Zwiebeln für die Soße schnitt, eine Freundin, die den Salat wusch, und ein Freund, der aufgeregt telefonierte.

»Ich lasse die Schlüssel immer in einem Blumentopf im Hof, und wer reinmuss, kann rein«, erklärte Elettra. »Sie sind meine Familie.«

Sie stellte uns einander vor. Nach einer Weile kam noch ein Freund, noch einer und eine Freundin. Solche Leute hatte ich noch nie zuvor kennengelernt. Sie waren um die dreißig, so alt wie meine Mutter, als die Zwillinge zur Welt kamen, aber sie wirkten, als würden sie noch zur Schule gehen, wenn auch in eine andere Schule als die, die ich besucht hatte. Eine Schule, wo niemand nach den anderen schielte, um zu entscheiden, wie er sich verhalten sollte, eine Schule, wo ständig Pause war. Die zu einem Schulfach wurde.

Luca schrieb Geschichten fürs Kino, aber hin und wieder arbeitete er auch fürs Fernsehen und würde einer der Autoren der Sendung sein. Giada hatte Philosophie studiert und wollte die akademische Laufbahn einschlagen, doch schon bald war ihr aufgegangen, dass das nichts für sie war, und sie hatte mit Davide eine kleine Buchhandlung eröffnet. Mal waren sie zusammen, mal trennten sie sich. Rodrigo hatte ein autobiografisches Buch über seine Beziehung zu einem Mädchen geschrieben, das seine Hände in seinen Kopf gesteckt hatte, so hieß es auf der Umschlagrückseite, es war recht erfolgreich gewesen, doch jetzt wollte er herausfinden, ob er wirklich Schriftsteller war oder nur eine erzählenswerte Geschichte erlebt hatte. Elise stammte aus Lyon und war nach Rom gekommen, weil sie eines Sommers Valentina kennengelernt hatte und sie sich verliebt hatten, Elise schlug sich mit Französischunterricht durch, Valentina war Sachwalterin, sie unterstützte Menschen, die nicht mehr oder noch nie in der Lage waren, sich zu schützen.

»Und sei es vor sich selbst. Gerade war ich drei Stunden bei Gigetto, der ist neunundachtzig … Stell dir vor, die Schwester seiner Nachbarin von gegenüber, die der Ärmste vor einer Woche ein einziges Mal im Aufzug getroffen hat, ist schwanger und hat ihm eingeredet, das Kind sei von ihm und er müsse jetzt Alimente zahlen.«

»Das, was mich an Davide am meisten auf die Palme bringt, ist dasselbe, weshalb ich mich in ihn verliebt habe, deshalb falle ich immer wieder auf ihn herein.«

»Würde Giada endlich akzeptieren, dass Treue eine Geisteskrankheit ist, gäbe es zwischen uns nie ein Problem, verstehst du, Adele.«

»Jedenfalls ist der zweite Roman total hart, das sagen alle … Eine Story hätte ich sogar schon, das Leben einer Cousine meiner Mutter, die nach Indien ausgewandert ist, aber ob das jemanden interessiert?«

»Wenn es dich interessiert, ja. Wenn du damit nur versuchst, dich bei dem Verlag, der dir einen Vorschuss geboten hat, möglichst glimpflich aus der Affäre zu ziehen, nein.«

»Und was sagt die von gegenüber? Auf wessen Seite ist sie? Hast du mit ihr geredet?«

»Plus de vin, s'il vous plaît.«

»Elettra, wie ist es mit dem von gestern Abend eigentlich ausgegangen?«

»Er sagt, er braucht noch Zeit zum Nachdenken.«

»Noch mehr?«

Sie redeten miteinander, wie ich es nur aus der Gruppentherapie in der Villa Lago kannte und glaubte, man müsse erst in einem Krankenhaus landen, um dazu fähig zu sein.

Sie redeten miteinander, wie es ihnen gerade kam, ohne den Dingen auszuweichen, die ihnen am Herzen lagen.

Zu tun, was ihnen gefiel, war eines davon.

Wie auch, jemanden zu finden, der ihnen gefiel.

Den Tisch zu decken gehörte nicht dazu, jeder, der etwas essen wollte, nahm sich einen Teller aus der Anrichte und bediente sich selbst oder angelte sich mit der Gabel direkt etwas aus dem Topf.

Den Fernseher anzuschalten, wenn man mit dem Essen fertig war, gehörte nicht dazu.

Sofort alles aufzuräumen auch nicht.

Ich sollte ihre Schwächen, Ängste und Bequemlichkeiten kennenlernen und sie die meinen.

Aber an jenem Abend kam mir zum ersten Mal jemand großartig vor, ohne dass sich in mir das Bedürfnis regte, mich wie ein Miststück zu fühlen.

Wie die Signorina Noch Mehr Habenichts.

Wie ein neureicher Dorftrampel.

Dafür sollte ich die Feuchtigkeit in anderen Wohnungen aufsteigen spüren, in die Rom mich im Laufe der Tage und Jahre führte. Ich sollte sie aufsteigen spüren, sobald das, was für Elettras Freunde ein Wunsch war – zu tun, was ihnen gefiel, jemandem zu begegnen –, nicht einer Suche glich, sondern einem angestammten Recht, weil auch die Eltern und vielleicht sogar die Großeltern derer, die dort wohnten, es nicht anders gemacht hatten. Das verriet die Laschheit, mit der sie über Bücher sprachen, die sie gelesen hatten, oder über Filme, als wäre, über Bücher und Filme zu sprechen, nicht mehr als eine träge Gewohnheit.

Ich sollte sie jedes Mal wieder spüren, wenn auf einer Party jemand, den ich vom Sehen kannte, mit einem Glas in der Hand auf mich zukam und fragte: »Wie geht's?«, und sich, während ich noch antwortete, einer anderen Person zuwandte, mir den Rücken zukehrte und fragte: »Wie geht's?«

Jeder von Elettras Freunden sprach eine Sprache, in der die Muscheln und Kiesel, Nägel und Schneckenhäuser klimperten, gesammelt entlang ihres Weges bergan oder bergab, der eine vermeintliche Abkürzung war und sich als Sackgasse herausstellte, dann einer Schotterpiste glich und sich in eine Rutsche verwandelte, die sie in ihre Fehler hatte schlittern und ihre Entscheidungen hatte treffen lassen. Wogegen dort, wo die Feuchtigkeit zurückkehrte, stets jemand war, der dringend loswerden musste, dass er ganz anderer Ansicht war als die anderen, zur Erklärung aber dieselben Formulierungen benutzte und dieselben logischen Gedankenschritte vollzog, die ich schon mehr als einmal gehört hatte, und je länger er darauf herumritt, wie anders er war, desto mehr wirkte er genau wie alle anderen. Empathie, Dystopie und Dringlichkeit beispielsweise waren Worte, die an bestimmten Abenden niemals fehlten.

»Ich werde nie so sein wie sie«, hatte ich Elettra auf dem Heimweg von einem Abendessen nach der Voraufführung eines Films anvertraut, der, das wusste man bereits, einige Monate später den David di Donatello für die beste Regie und das beste Originaldrehbuch gewinnen sollte.

»Sie wer?«, antwortete sie.

»Wie die aus dieser großen Stadt. An solchen Abenden habe ich das Gefühl, als würde ich noch immer nach dem angebratenen Gemüse der Fleischklößchen meiner Mutter riechen.«

»An solchen Abenden ist man dabei, weil man sich die Nase zuhalten kann und niemand gezwungen ist, seinen eigenen Gestank zu ertragen. Ich finde es hin und wieder ganz lustig, so zu tun, als wäre alles bestens.«

»Ich finde es nicht lustig.«

»Dann bist du diejenige, die das mondäne Leben ablehnt, nicht umgekehrt. Wo ist das Problem?«

Kaum eine Woche nach meiner Ankunft zog ich hierher, nach Garbatella, in das Erdgeschoss des Mietshauses, in dem Elettra wohnte.

Ist es denn möglich, dass eine Wohnung, gefunden von einer Fernsehproduktionsfirma, die es noch gar nicht gab, um einer verpeilten, aus einer Klinik abgehauenen Neunzehnjährigen unter die Arme zu greifen, seit zwanzig Jahren mein Zuhause ist und ich nie das Bedürfnis oder die Lust verspürte, umzuziehen?

Es ist möglich.

Es ist passiert.

Vielleicht, weil im Grunde nichts hätte fataler für mich sein können als das.

Einen Ort zu suchen, den ich Zuhause nennen konnte.

Und da mir das, heute Nacht ist es offensichtlich, nicht gelungen ist, ist eine Bleibe so gut wie jede andere.

Anfangs hatte sich die Produktion um die Miete gekümmert, dann, kaum war das Programm auf Sendung gegangen, kümmerte ich mich darum, genau wie um die Bücher für die Uni und alles andere.

»Nicht zu fassen«, sagte mein Vater immer wieder, wenn er mich anrief.

»Was denn?«

»Dass du, ohne zu arbeiten, genauso viel verdienst wie ich, als ich doppelt so alt war wie du und mich abgerackert habe bis aufs Blut. Dass du in dieser Wohnung wohnst, ganz für dich allein.«

War diese Wohnung, zwei Zimmer, Küche, Bad, tatsächlich zu groß für eine verpeilte Neunzehnjährige, weshalb jedes Mal, wenn Giada und Davide Schluss machten, einer der beiden bei mir einzog, ist sie heute für Frida und mich perfekt.

Nicola gefiel sie so gut, dass er sich jedes Mal gleich nach dem Hereinkommen auszog und in Boxershorts und T-Shirt schlüpfte, und weil in meinem Schrank mindestens vier Schubladen leer waren, wurde eine davon sofort seine.

»Ich bin ganz verrückt nach der absoluten Unpersönlichkeit dieser Räume.«

»Ich weiß, das ist verstörend.«

»Aber nein, ich meine es ernst. Der vielschichtigste und widersprüchlichste Mensch, den ich je kennengelernt habe, wohnt in den leersten Räumen, die ich je betreten habe. Offenkundig hast du in all dieser Zeit nie das Bedürfnis verspürt, die Wände nach deinem Geschmack zu streichen, das Sofa neu zu beziehen, ein Bild zu kaufen … Gäbe es Fridas Spielsachen nicht, könnte man meinen, man wäre in einem kleinen Motel an der Zubringerausfahrt.«

»Sei nicht so gemein. Ich habe zu Dingen ein kompliziertes Verhältnis.«

»Will heißen?«

»Sie verursachen mir Beklemmungen.« Wie üblich waren wir nackt an jenem Tag, hatten gerade miteinander geschlafen oder sollten es gleich tun oder waren gerade damit fertig und würden gleich wieder loslegen. »Je mehr Zeug ich um mich habe, umso haltloser werde ich. Aber weißt du, wann ich einfach nur glücklich bin?«

»Jetzt.«

Es stimmte.

»Oder auch, wenn ein Müllsack voll ist und ich ihn wegwerfen kann. Wenn ich die Sommer- und Wintersachen aussortiere und feststelle, dass ich manches nicht mehr anziehe und es einer Freundin schenken kann. Wenn eine Putzmittelflasche leer ist.«

»Ich dagegen würde am liebsten alles aufheben, sogar die Putzmittelflaschen, stell dir vor. Genauso sieht meine Wohnung auch aus …«

Er sagte immer meine, nie unsere – unsere Wohnung. Aber, auch das ist in dieser Nacht offensichtlich geworden, er hatte ihn, einen Ort, den er Zuhause nennen konnte und kann.

»Mir macht Unordnung eine Heidenangst. Aber statt Frida zur Ordnung zu erziehen, versuche ich, von ihr zu lernen.«

»Winnicott hat erhellende Seiten über die kindliche Unordnung geschrieben. Die muss ich dir mal geben. Hat Frida das Buch von Topipittori gefallen, das ich ihr letztes Mal mitgebracht habe?«

»Sie hat es geliebt.«

»Aber kommen wir zur kleinen Adele zurück. Hatte deine Mutter einen Ordnungsfimmel?«

»Versteckspiel für die kleine Adele.«

»Als könnte man die Unordnung der Welt in Ordnung bringen. Freiheit ohne Ordnung und Disziplin bedeutet Verfall und Chaos, hat Mussolini gesagt …«

»Stimmt.«

»Hast du aufgehört zu essen, um ihr eins auszuwischen?«

»Das ist eine lange Geschichte.«

»Ich bin hier. Erzähl sie mir.«

»Nur, wenn du mir sagst, woher du weißt, wie es in einem Motel an der Zubringerausfahrt aussieht.«

»Erst küss mich.«

Wie passiert es?

Wie lernt man einen Menschen kennen?

Es passiert Tag für Tag für Tag.

Es passiert nie.

Es passiert, während man ihn küsst, während er einem ein Buch schenkt, einem erzählt, woher er weiß, wie es in einem Motel an der Zubringerausfahrt aussieht, während er einen küsst, während man ihm erzählt, dass man ein kompliziertes Verhältnis zu Dingen hat, und ihm das Warum zu erklären versucht.

Es passiert, während man sagt, meine Mutter, mein Vater.

Während er mein Vater, meine Mutter sagt.

Nicolas Eltern lebten in der Kleinen Stadt im Süden, in der er aufgewachsen war. Der Vater unterrichtete Mathematik an der Mittelschule, die Mutter war Krankenschwester. Seine zwei Jahre jüngere Schwester Giuliana war mit sechs Jahren an Leukämie erkrankt und binnen wenigen Monaten gestorben.

»Von dem Tag an gab es nur noch mich, ich musste Junge und Mädchen gleichzeitig sein, ich musste Sohn sein und den Schmerz meiner Eltern bemuttern.«

Ausgerechnet während der langen Nachmittage, die er im Krankenhaus vor dem Therapiezimmer seiner Schwester verbrachte, hatte er angefangen, mit dem Arztberuf zu liebäugeln. Er sah die Chirurgen die Flure entlanghasten, und sie kamen ihm vor wie die Superhelden aus den Zeichentrickfilmen, die seine Klassenkameraden zur gleichen Zeit guckten und die er zwangsläufig verpasste. Als er sich für Medizin eingeschrieben hatte, war er fest entschlossen gewesen, sich in Allgemeinchirurgie zu spezialisieren, doch als er Bowlby entdeckte, gab es an seiner Mission keine Zweifel mehr.

»Kindern dabei helfen zu denken, an sich selbst zu denken. Den Eltern helfen, ihnen zu helfen.«

Unterdessen war Gemma zu ihm nach Rom gezogen und hatte sich in Kommunikationswissenschaften eingeschrieben, doch dann hatte sie das Studium geschmissen, und zusammen hatten sie ein Spielecenter unweit seiner zukünftigen Praxis eröffnet, Der geheime Garten, in dem auch Kleinkinder von ein oder zwei Jahren nach der Krippe und angeleitet von geschulten Erziehern Angebote wahrnehmen konnten, wenn die Eltern in Schwierigkeiten steckten. Dann war Annamaria gekommen.

»Der absolut heftigste Tag meines Lebens.«

Francesco war gekommen.

»Es ist, als hätte er mir das Gesicht geklaut. Aber Annamaria hat meinen Charakter, er den seiner Mutter.«

Als er Gemma seiner Mutter vorgestellt hatte, hatte die ihn beiseitegenommen und gesagt, die ist aber süß, sie erinnert mich an Giuliana. Manchmal fragte er sich, ob er nicht deshalb geheiratet hatte, um seiner Mutter eine Tochter zurückzugeben. Auch wenn Gemma tatsächlich süß war. In jeder heiklen Situation fand sie den richtigen Dreh, um ihn wieder auf den Teppich zurückzuholen. Es gibt für alles eine Lösung, meistens findet sie sich von ganz allein, es braucht nur Geduld, lautete ihr Motto. Doch als Annamaria geboren wurde, geriet sie ins Wanken.

»Die Kleine schlief nie, wir waren mit den Nerven am Ende.«

Er wusste, wie ein Motel an der Zubringerausfahrt eingerichtet war, weil er damals angefangen hatte, sie zu betrügen. Nicht, dass er sie vorher nicht betrogen hätte, aber nur, wenn sich die Gelegenheit bot. Eine Kommilitonin auf einer Party, die Freundin einer Freundin, solche Sachen.

»Völlig überflüssig.«

Doch seit Annamarias Geburt hatte er plötzlich danach gesucht, Gelegenheiten geschaffen. Er fühlte sich allein, er fühlte sich müde, er wusste nicht, wie er sich fühlte. Er arbeitete im Krankenhaus, machte Hausbesuche, kehrte heim und fand Annamaria vor, die weinte, Gemma, die immer weniger süß und immer dünnhäutiger wurde, unfähig, mit diesem Irrwitz fertigzuwerden, und er hätte am liebsten die Luft vermöbelt, die Wand, Gott, aber wenigstens einer musste die Kontrolle behalten, und das konnte niemand anderes sein als er. Als sich endlich eine leichte Besserung andeutete, weil Annamaria größer wurde und ihr Schlaf sich stabilisierte, hatte Gemma auf einem zweiten Kind bestanden.

»›Ich bin Einzelkind und weiß, welche Einsamkeit Annamaria erwarten könnte, aber du weißt es noch besser als ich‹«, sagte sie zu mir.

Und so war Gemma nach einigen Schwierigkeiten, die ihnen, ohne dass sie es merkten, viel Kraft geraubt hatten, schwanger geworden. Bei der Geburt hatte er sich, ohne sich je erklären zu können, weshalb, nicht neben sie gesetzt wie bei Annamaria, sondern vor sie, und alles mitangesehen, den Kopf seines Sohnes, der sich in die Welt schob, die Möse seiner Frau, die zu einem wundersamen Geheimtunnel wurde und Angst machte.

»Sie sah aus wie eine gnadenlose fleischfressende Pflanze, verhext, zu allem fähig.«

Seit Francescos Geburt fiel es ihm immer schwerer, Gemma zu berühren. Bis es in den letzten drei Jahren unmöglich geworden war. Mit Francesco war es besser gelaufen als mit Annamaria, sie hatten Übung, er war ein einfacherer, weniger bedürftiger Säugling gewesen, und sie hatten zu einer Art Normalität zurückgefunden.

»Aber was bedeutet Normalität?«

Bedeutete es vielleicht, unter einem Dach zu leben, in einem Bett zu schlafen, am Wochenende die gemeinsamen Freunde zu sehen, zwei Wochen Sommerferien und eine Woche Weihnachtsferien miteinander zu verbringen, während er seit Eröffnung der Praxis bis acht Uhr abends arbeitete, obendrein Hausbesuche machte, dann waren da noch die Bücher, die Lesungen, und wenn er einfach nicht mehr konnte, eine Pause brauchte, ein bisschen Zärtlichkeit, schrieb er an die Mutter einer seiner kleinen Patienten oder an eine auf einem Kongress getroffene Professorin und verabredete sich mit ihr an der Zubringerausfahrt? Das war wohl alles andere als Normalität.

»Mein Körper und mein ganzes Leben hatten vergessen, wie man, wenn man miteinander schläft, von Erfüllung sprechen konnte. Bis du aufgetaucht bist.«

»Als wir angefangen haben, uns zu schreiben, hattest du einen Anwalt erwähnt, den du finden wolltest …«

»Weil mir nach manchen Tagen der Verdacht kam, ich wäre gestorben, ohne es mitzukriegen. Jetzt ist das anders. Jetzt fühle ich mich in zwei Teile zerbrochen. Aber, dass ich am Leben bin, daran habe ich keinen Zweifel.«

Also hatte er nicht nach einem Anwalt gesucht, ehe er mich kennenlernte, er hatte nicht einmal mit seiner Frau über eine mögliche

Trennung gesprochen. Da waren Francesco und Annamaria. Und dann seine Mutter: Wie sollte sie über den Verlust einer weiteren Tochter hinwegkommen? Doch jetzt gab es auch noch mich. Die all seine Lust wiederaufleben ließ, selbst die, jemandem seine peinlichsten Gedanken und Geheimnisse anzuvertrauen.

Doch welche Geheimnisse verrät uns der Mensch, in den wir uns verlieben, tatsächlich und welche Geheimnisse erraten wir selbst recht oder schlecht, während wir ihm Tag für Tag für Tag zuhören? Was erzählt er uns und was legen wir ihm in den Mund und was in sein Herz?

War es Nicola, der den Tag der Geburt seines Sohnes mit dem Ende der körperlichen Beziehung zu seiner Frau verknüpft hatte, war er es gewesen, der den Tod der Schwester mit der Heirat einer Frau verknüpft hatte, die seine Mutter an ihre Tochter erinnern konnte? Vielleicht war ich es gewesen, Tag für Tag für Tag, vielleicht sind es immer wir.

Wir raten recht, wir raten schlecht, und die anderen tun das Gleiche.

Tag für Tag für Tag.

Raten wir recht, raten wir schlecht.

»Also, Hieda meines Staunens, du hast aufgehört zu essen, um deinen Eltern ihr Unbehagen und ihr Leid ins Gesicht zu brüllen, weniger dein Unbehagen und dein Leid …«

»Oder vielleicht wollte ich einfach, dass sie mir zuhörten, auch wenn ich über belanglosen Mist redete.«

»Aber weil sie dir nicht zuhörten, hast du dafür gesorgt, dass sämtliche Zuschauer dir zuhörten, die zwanzig Jahre lang *L'Adelescenza* geschaut haben. Wie viele waren es?«

»Sechshunderttausend pro Folge, mehr oder weniger.«

»Absurd.«

»Was denn?«

»Dass sechshunderttausend Menschen weniger sein können als zwei, wenn es sich bei den zweien um die handelt, die wir Mama und Papa nennen.«

Was tut man eigentlich jedes Mal, wenn man sich verliebt?

Man erfindet eine Geschichte.

Wieder das Martinshorn eines Krankenwagens, diesmal fährt er direkt unter unseren Fenstern entlang. Frida öffnet die Augen, schließt sie wieder, macht mmm, dreht sich auf die Seite.

Und ich weiß nicht, warum es so unwiderstehlich ist, die Geschichte eines Menschen zu erfinden, während es uns bei all den anderen nicht im Traum einfallen würde – viel zu anstrengend.

Ich weiß nicht, warum wir, während wir den Faden dieser Geschichte spinnen, sämtliche Fäden unserer eigenen in der Hand halten und auch bei ihr von vorn anfangen. Recht zu raten, schlecht zu raten.

Doch ich habe das Gefühl, dass die Antwort etwas mit Frida zu tun hat, die sich gerade auf die Seite dreht, dass sie immer mit einem Kind zu tun hat, das schläft.

Und im Traum ruft.

Mama. Papa.

Mama.

Was denn, Ade', was gibt's?

Papa.

Geh mit mir 'nen Kaffee trinken, dann erzählst du mir alles.

Zurück aus dem Sommerurlaub, hatten die Präsenzen zu Hause auf uns gewartet, doch sie waren nicht mehr dieselben wie zuvor.

Sie zitterten, steckten in Schwierigkeiten.

Sie hatten Angst, weil sie dieselben geblieben waren, aber meine Eltern nicht, ein paar Monate lang sollten sie anders sein. Und niemand wusste genau, wie man sich verhalten sollte, die Präsenzen nicht und ich auch nicht. Nur die Zwillinge brachten es fertig, diesem Durcheinander das Gute abzugewinnen, das es versprach.

Na schön, Jungs, ein Trickfilm, aber dann geht's ins Bett.

Morgen muss ich im Jeep von einem mit 'ner Sennhütte bis ganz rauf auf'n Panettone und Käse für die neue Abteilung kaufen, wollt ihr mit, den Jeep ausprobieren?

Es war, als hätten sie alle beide zum ersten Mal ihre Tage bekommen, so merkwürdig benahmen sie sich.

Wenn ich etwas sagte, ließen sie mich ausreden, hakten mitunter sogar mit einer Frage nach. Meine Mutter pickte nicht mehr mit der Gabel auf der Servierplatte herum, und wenn ich es tat, verdüsterte sich mein Vater nur so lang, bis die Wolke vorübergezogen war, und ließ mich machen.

Auch wenn er wegen des Supermarktes geschäftlich in die Kleine Stadt fuhr, kam er stets vor dem Abendessen heim, und meine Mutter empfing ihn zurechtgemacht, das Kleid war frisch gebügelt, die halbhohen Spangenschuhe blank, das weiche Haar mit Spülung gewaschen. Sie bummelten ein, zwei, drei Mal die Hauptstraße entlang, dann kamen sie zurück, er hielt sie fest untergehakt, sie feuerte die Geheimwaffe ab.

Doch ihre Küsse waren nach wie vor keine Küsse.

Auch wenn sie Was gibt's denn, Ade', ich höre sagten, lag in ihren Augen keine Aufmerksamkeit.

In der alten Wohnung war aus ihrem Schlafzimmer jeden Samstagabend das Quietschen der Sprungfedern zu mir herübergedrungen, der kleine Schrei meiner Mutter, wie wenn einer der Zwillinge hinfiel und sie fürchtete, er könnte sich wehgetan haben, das Keuchen eines erschöpften Läufers. Noch ehe ich Gabriele kennenlernen und begreifen sollte, was es mit diesen Geräuschen auf sich hatte, war mir, als wären sie gut, als könnte man ihnen vertrauen.

Im Reichenhaus hatte ich sie immer seltener gehört, manchmal sonntags nach dem Mittagessen.

Aber jetzt konnte es vorkommen, dass das Schlafzimmer meiner Eltern sie auch dienstags oder donnerstags von sich gab.

Was hast du?, hatte Candido mich bei unserem Wiedersehen gefragt. Nach dem Meer hatte ich mich zehn Tage lang zu Hause verkrochen, ich wollte ihm nicht begegnen.

Wenn er klingelt, sag ihm, ich habe Fieber, bat ich meine Mutter.

Wenn ihr ihn auf der Hauptstraße trefft, sagt ihm, ich muss noch Schulaufgaben machen, die ich am Meer nicht geschafft habe, bat ich meine Brüder.

Doch am Abend, ehe die Schule wieder losging, konnte ich ihm nicht mehr aus dem Weg gehen, ich würde ihm so oder so begegnen.

Ich hatte Fieber, antwortete ich. Ich starrte auf meine Schuhspitzen, doch aus dem Augenwinkel hatte ich bemerkt, dass er sich die Haare geschnitten hatte, seine Ohren lugten wie zwei kleine Fahnen nackt neben dem Gesicht hervor, Mitleid packte mich.

Hohes Fieber?

Ja, sehr hoch.

Du Ärmste.

Und dann die Schulaufgaben.

Du bist eh wahnsinnig gut, weiß man doch.

Je netter er war, je mehr er sich bemühte, so zu tun, als sei alles noch wie im Juli, desto stärker ähnelte er jemandem, den ich gut kannte.

Meiner Mutter.

Folglich war ich, mit meiner finsteren Miene, den bissigen Antworten, er.

Tatsächlich gärte das Mitleid, es gärte und wurde zu Wut.

Die Wut, die ihn packte, wenn er die Tischdecke fortriss und in die Luft boxte.

Ich war nicht wütend auf Candido, ich war wütend auf ihn.

Tickst du nicht mehr sauber, blöde Kuh.

Und obwohl ich auf ihn wütend war, wurde ich, wenn Candido sich so benahm, genau wie er.

Die Lösung war einfach, es gab nur eine.

Candido, ich bitte dich um Entschuldigung.

Entschuldigung? Wofür? Du hattest hohes Fieber, du musstest lernen, es gibt nichts …

Ich bitte dich um Entschuldigung, weil mir nicht danach ist, mit dir zusammen zu sein.

Bist du nervös, weil morgen die Schule wieder losgeht?

Nein, nein. Nein.

Hast du das von Caterina gehört und sie tut dir leid?

Nein, das ist es nicht.

Komm, wir gehen ein Eis essen.

Nein, danke.

Wollen wir zur Großen Wiese gehen und den Sonnenuntergang anschauen?

Danke, nein.

Meine Mutter hat dir wieder Ricottakuchen gebacken.

Danke.

Wollen wir uns ein Stück davon holen?

In den Ferien habe ich einen Jungen kennengelernt, er heißt Gabriele, und ich habe vom ersten bis zum letzten Abend mit ihm geschlafen, drei Wochen lang. Ich glaube nicht, dass ich ihn je wiedersehe, weil er mir gesagt hat, bei ihm laufe das so, die Sommergeschichten enden mit dem Sommer, aber ich denke noch immer an ihn. Tut mir leid, Candido.

Jetzt war er es, der auf seine Schuhe starrte. Ich versuchte, seine Hand zu nehmen, er zog sie fort.

Fass mich nicht an, sagte er.

Und in dem Moment hatte ich wieder und zum letzten Mal das Gefühl, ihn zu lieben.

Die Pietrafesas hatten Caterinas verpasste Versetzung nicht gut aufgenommen, und es hieß, sie hätten sie auf ein Internat in der Kleinen Stadt geschickt.

Manche tratschten allerdings, sie hätten sie in ein Kloster gesteckt.

Niemand wusste Genaueres, Gaetano und die Freunde von nebenan hatten sie von einem Tag auf den anderen nicht mehr gesehen: Ganz gleich, wohin sie verschwunden war, sie war grußlos gegangen, und deshalb hatten sie weitergespielt, als hätte es sie nie gegeben, sie erwähnten sie nie wieder, denn solange jemand nicht starb und allen Grund hatte, nicht wiederaufzutauchen, machte man das bei uns so.

Man redete nur über das, was man sehen und anfassen konnte.

Alles andere trat einem unter dem Tisch gegen das Schienbein, schmuggelte sich auf die Servierteller, doch wenn man es machen ließ und es nicht zum Versteckspiel nötigte, ließ es einen davonkommen.

Nur wusste ich nicht, wie man der Versuchung widerstand, die Präsenzen zum Versteckspiel zu nötigen.

Ich habe es nie gewusst und weiß es noch immer nicht.

Außerdem hielt ich sie mir in jenen Monaten besser warm, denn inzwischen waren sie die Einzigen, die mir noch ein wenig Gesellschaft leisteten.

Statt Caterina hatte sich Paola aus dem Nachbardorf neben mich gesetzt, nach den Ferien war sie mit nur einem Ohrring, am Knie zerschlissenen Jeans und Springerstiefeln in die Schule gekommen, als hätte sie ein Amerika entdeckt, und ich wollte alles wissen, aber sie hatte ständig ihre Walkman-Kopfhörer auf, die sie selbst dann nicht absetzte, wenn die Lehrer etwas erklärten, und wollte nur über Michael Jackson reden.

Der mich hingegen völlig kaltließ.

Die einzige Musik bei mir zu Hause war die Titelmelodie von *Beautiful*, das meine Mutter beim Abräumen nicht guckte, sich aber von den Stimmen Gesellschaft leisten ließ, von der Erkennungsmelodie der *Tagesschau* um zwei und den Spieluhrklängen um halb neun, die die wechselnden Ansichten italienischer Klein- und Großstädte in den Pausen zwischen zwei Sendungen untermalten. Wenn das Sofa donnerstags frei war, guckte ich *Beverly Hills, 90210*, und da kam es mitunter vor, dass eine Party gefeiert wurde, normalerweise bei David, und die Stereoanlage lief.

Jedenfalls kann Michael Jackson jeder für sich allein hören, aber wenn du mich fragst, wie es mir geht, erzähle ich es dir vielleicht, dann frage ich dich und du erzählst es mir, das kann keine von uns beiden für sich allein machen, dachte ich.

Inzwischen war klar, dass es in meiner Klasse Leute gab, die die richtigen Jeans trugen und die richtige Musik hörten, ohne dass der Fernseher lief. Und solche wie mich, die das nicht draufhatten, die nie die Zeit fanden, sich hinzusetzen und zu überlegen, was richtig war, die viel zu beschäftigt waren – und womit erst: Versteckenspielen mit den Präsenzen.

Aber noch immer gab ich meine Mitschriften weiter, half beim Auflösen der Gleichungen in den Heften der anderen, also ließen sie mich machen, als wäre auch ich eine Präsenz, und ich ließ sie davonkommen.

Wenn ich in der Pause Candido im Flur über den Weg lief, starrte er auf seine Schuhe oder verschwand auf dem Klo.

Beim Schulweihnachtsfest in der Aula hatte es nach der Ansprache des Rektors ein Büfett gegeben, gespendet vom Supermarkt, der Rektor hatte sich verpflichtet gefühlt, es am Mikrofon zu verkünden und mir als Vertreterin der Familie zu danken. Es gab Caciocavallowürfel, Salami, Torrone und Plätzchen.

Danke, sagten meine Schulkameraden mit vollem Mund zu mir.

Danke, und mir kam es vor, als hätten sie alle dieselbe Stimme, die Stimme, die Caterina an jenem Tag bei der Bilderausstellung gehabt hatte, und als würden sie damit sagen, das ist keine Kunst.

Es ist keine Kunst, toll dazustehen, wenn einem das Geld aus dem Arsch kommt.

Adele Habenichts, die trotzdem alles hat.

Verdorbene, verdammte Brut.

Dann war Franca Carlomagno zu mir gekommen. Sie trug einen weißen Rollkragenpulli und rosa Leggings. Sie hatte ewig lange Beine, zwei Schilfrohre, sie war leicht wie das Licht, sah haargenau so aus wie das Fotomodell aus der Pandoro-Dal-Colle-Werbung, die zehnmal am Abend lief, in der sie, als Elfe zurechtgemacht, die Rentiere daran erinnerte, dass Heiligabend vor der Tür stand.

Meine Beine hingegen fühlten sich bleiern an wie Rentierläufe. Wie schön du bist, sagte Candido zu mir. Was für ein schnuckeliger Arsch, sagte Gabriele zu mir. Du und Papa seid die Einzigen auf der Welt mit solchen Augen, Kaffeeaugen, sagte meine Mutter. Aber die Wahrheit lautete, dass ich weder Fisch noch Fleisch war. Ich war nicht schön, ich war nicht hässlich. Ich war dünn, ich war dick.

Ciao, Habenichts, sagte Franca zu mir.

Ciao.

Danke, das war alles total lecker.

Bitte.

Sie lächelte, ihre Stimme flötete.

Geht es dir gut?

Ja, und dir?

Auch sehr gut, danke.

Freut mich.

Hör mal.

Ja.

Kommst du zu mir zum Silvesterfest?

Das wäre schön, danke.

Candido und ich haben was Großes organisiert. Also, ich zähle auf dich.

Wieder hatte sie gelächelt und war davongegangen, bei jedem Schritt fiel ein Stern, bis sie bei ihm, Candido, war und ihm die Arme um den Hals schlang. So musste es ja kommen, dachte ich.

Das, was ich bei ihm kein bisschen hingekriegt habe, gelingt ihr bestimmt spielend leicht.

Der Rektor schaltete die Stereoanlage ein, eine sanfte, langsame Musik erscholl, die sämtliche Körper bereits kannten, denn sie wiegten sich ganz entspannt dazu.

Candido und Franca fingen an zu tanzen, Paola und ihr Freund, einer aus der Elften, taten es ihnen gleich.

Ich würde nicht zu dieser Party gehen, beschloss ich.

Und nicht, weil ihre Leidenschaft, aufzufallen, mir unerträglich war.

Ich war es, die mir unerträglich wurde.

Mit dieser immer finsterer werdenden Miene.

Den schweren Rentierläufen.

Dem ständigen Rededrang, den meine Eltern plötzlich schürten.

Und der daraufhin erlosch.

Denn mit keinem der beiden konnte man über Caterina reden, mit keinem der beiden konnte man über Gabriele reden, und vor allem konnte man mit keinem der beiden über Rita reden.

Den Namen hatte ich in jener Nacht am Meer aufgeschnappt, als meine Eltern stritten.

Seitdem war er nicht mehr gefallen, doch inzwischen glaubte ich sowieso nicht mehr an das, was herauskam, wenn jemand den Mund aufmachte.

Meine Klassenkameraden sagten nicht Danke, wenn sie Danke sagten. Und wenn meine Eltern den Mund aufmachten, kam nur das heraus.

Rita, Rita.

Wenn sie kauten.

Rita, wenn sie mich fragten, und, Ade', was gibt's zu erzählen?

Wenn sie gähnten: Rita.

Meine Mutter sagte, das Essen ist fertig, aber sie sagte Rita, mein Vater sagte, lass uns rausgehen, Tere', und sagte Rita.

Deshalb hatten die Präsenzen Angst, sie zählten darauf, dass niemand sie beim Namen nennen konnte, der Name ist eine Leine. Kam der Name von einer von ihnen heraus, konnte das auch allen anderen passieren, und was würde dann aus ihnen werden?

»Aber dein Vater, Signorina Noch Mehr, hat nicht dich betrogen. Sondern deine Mutter«, klärte mich Dottoressa Della Penna in der achten Folge auf, um nach der Aufzeichnung zu beschließen, die Zuschauerzahlen mit der nächsten Folge explodieren zu lassen.

Sie hatte natürlich recht.

Meine Mutter war die Gehörnte, es war meine Mutter, der mein Vater nach dem Sommerurlaub von Neuem den Hof machte, als wäre sie wieder die Sechzehnjährige im hellgrauen Trägerkleid nach dem Gottesdienst.

Aber auch bei mir machte er auf zuckersüß.

Ich bin ganz Ohr, Ade'.

Gut gemacht, Ade'.

Warum?

»Trotzdem hat er die eigentliche Verletzung mir zugefügt, Dottoressa.«

»Inwiefern, Signorina Noch Mehr?«

»Mit meiner Mutter war er verheiratet. Schließlich hatte er sie nicht verlassen, um Rita zu heiraten: Das wäre Betrug gewesen.«

»Ich kann dir nicht folgen.«

»Es war nicht meine Mutter, die ihn herumfluchen ließ, es war nicht meine Mutter, die ihn das Tischtuch herunterreißen ließ. Ich war es.«

»Du warst es, deren Arm er packte …«

»Ich.«

»Und was hast du empfunden, als du gesehen hast, wie dein Vater diese Frau beim Arm packte und sie schüttelte?« Der Regisseur hatte dem Kameramann ein Zeichen gegeben: Close-up auf das Mädchen.

»Ich habe ihn gehasst. Stirb, habe ich gedacht. Ich will, dass du stirbst. Du hast mich glauben lassen, die Sache hinge von mir ab, ganz allein von mir, verfluchter Mistkerl.«

»Welche Sache?«

»Sein Wohl.«

»Ich verstehe, was du sagen willst. Viele Eltern, die eine Ehekrise durchmachen, neigen dazu, ihr Kind zu erotisieren, ihre naturgemäß widersprüchlichen Gefühle von Liebe, die sie nicht mehr auf ihren Partner richten können, auf es zu fokussieren.«

»Aber mein Vater hat das schon vorher getan.«

»Was?«

»Schon vor der Krise war er sauer auf mich, immer auf mich, nur auf mich.«

»Und warum, glaubst du?«

»Weil ich die Einzige war.«

»In welchem Sinn die Einzige?«

»Die Einzige. Da gibt's keinen Sinn. Wenn du die Einzige bist, bist du die Einzige.«

»Hattest du an dem Tag am Meer das Gefühl, dass dein Vater eine Frau mehr liebte als dich?«

»Ich habe begriffen, dass ich nicht die Einzige bin.«

»...«

»Wenn du von mir verlangst, die Einzige zu sein, dann darfst du mich wenigstens nicht betrügen. Denn es ist entsetzlich, die Einzige zu sein, wissen Sie, Dottoressa. Es lässt einem weder Zeit noch Raum für irgendetwas anderes. Nicht einmal, um Michael Jackson zu hören oder so. Um einen Lieblingssänger zu haben.«

»Nur, um zu flehen … noch mehr?«

»...«

»Noch mehr Liebe?«

»Ja, vielleicht nur dafür.«

»Also?«

»Also wäre es wohl besser, keine Kinder zu bekommen. Das hat Rita gut hingekriegt, als ich mit ihr geredet habe, habe ich ihr das gesagt. Gut gemacht, dass du keine Kinder bekommen hast.«

»Hast du denn mit Rita gesprochen?«

Ja, ich sollte noch mit Rita sprechen.

Aber vorher war da diese Silvesternacht gewesen.

Um nicht auf Francas und Candidos Party zu gehen, war ich am Ende bei ihnen hängen geblieben.

Meine Mutter hatte sich in Rot gekleidet, sie trug eine Bluse mit Rüschenkragen und einen ausgestellten langen Rock, mein Vater hatte sich die schwarze Samtweste angezogen, die meine Mutter ihm zu Weihnachten geschenkt hatte.

Am Abend hatten wir mit den Zwillingen vor dem Haus ein paar Knaller gezündet, genau wie im Jahr davor, als noch Caterina dabei gewesen war.

Dann hatten wir den Tisch festlich gedeckt, das war noch nie passiert und sollte nie mehr passieren. Meine Mutter hatte eine goldfarbene Plastiktischdecke gekauft, eine Kerze in Neunzehnhundertzweiundneunziger-Form, mit unterschiedlichen Wildblumen bedruckte Glasuntersetzer.

Ihr Tanz zwischen Herd und Tisch war wie immer hektisch, doch sie strahlte von Kopf bis Fuß, man sah, dass sie froh war, sogar sich verrückt zu machen und immer wieder in den Ofen zu schauen war an diesem Abend das reinste Vergnügen.

Cannelloni à la Pension Dolceriva, sagte sie lachend, als sie mit der Form aus der Küche kam, denn sie hatte sich das Rezept vom Restaurantkoch geben lassen, als wir am Meer gewesen waren.

Tere', ganz ehrlich, der wahre Küchenchef bist du.

Schmecken sie dir?

Die sind unglaublich.

Und euch, Jungs?

Superlecker.

Ade', was meinst du? Isst du nichts?

Ich lass den ersten Gang lieber aus, Mama.

Und wieso?

Halt so, ich will ein bisschen Speck loswerden.

Welchen Speck denn?

Den Speck hast du wohl im Hirn, Ade'.

Wein?

Ich mach schon, Tere', bleib sitzen.

Noch mehr Cannelloni, Jungs?

Ja.

Platsch.

Platsch.

Ich mach mir einen Salat, darf ich?

Das ist ja ein Trauerspiel, Ade'.

Klar darfst du, aber als zweiten Gang gibt's Lamm, das ist ganz, ganz leicht.

Na schön, aber erst mal mache ich mir einen Salat.

Ich wollte aufstehen, und da sah ich sie.

Vor dem Fenster, das im Rücken meiner Mutter und meiner Brüder lag.

Mein Vater saß am Tischende, ich wie immer rechts von ihm. Und ich hatte sie direkt vor mir.

Sie versank in einer schwarzen Winterjacke mit Fellkapuze, welche Haarfarbe sie diesmal hatte, war nicht zu erkennen.

Aber die Augen waren dieselben.

Ordentlich geschminkt, groß, blaugrau.

Mit diesen Augen schien sie alles zu verschlingen, wir waren ihr Silvesteressen.

Die goldfarbene Tischdecke, der Rock meiner Mutter, die Cannelloni, meine Cannelloni essenden Brüder.

Sie versuchte, sich hinter dem geschlossenen Fensterladen zu verstecken, aber dann lugte sie wieder hervor. Versteckte sich wieder.

Wollte sie etwas sehen, wollte sie nichts sehen?

Wollte sie gesehen werden, wollte sie nicht gesehen werden?

Sie wollte sehen, aber nicht gesehen werden.

Ich hätte sie auch lieber nicht gesehen.

Vor allem, als sie sah, dass ich sie sah.

Sie legte einen Finger an die Lippen, psst, faltete die Hände wie zu einem flehentlichen Gebet.

Um die Gnade, um die mich alle anflehten.

Sei still, Ade'.

Tu uns den Gefallen.

Ich wusch den Salat, schnitt ihn klein.

Kehrte an den Tisch zurück, und Rita war verschwunden.

Das Lamm wurde aufgetragen.

Butterzart, ein Applaus für Mama, Kinder.

Komm schon, lass den Blödsinn.

Reichst du mir die Auberginen?

Ade', nimm dir doch wenigstens zwei Scheiben, du hast gar nichts gegessen.

Platsch.

War sie gegangen oder hatte sie sich hinter dem geschlossenen Fensterladen versteckt?

Hatte sie keine Schwester, keinen Cousin, keine Freundin, die auf sie warteten, um die Nacht gemeinsam zu verbringen?

Ich wusste es nicht und werde es nie wissen.

Aber ich weiß, dass die Zuppa inglese auf den Tisch kam.

Für mich nicht, danke.

Mein Vater blickte auf die Uhr.

Immer mit der Ruhe, es ist noch nicht mal elf, reich mir mal deine Schüssel.

Mein Vater reichte sie ihr, sie füllte sie, er aß sie leer, blickte wieder auf die Uhr.

Meine Mutter schaltete den Fernseher ein, Gigi Sabani und Magalli, guck sich einer die beiden an.

Mein Vater stand auf, schlüpfte in Hut und Jacke.

Rocchi', wo willste denn hin?

Mir ist so, als hätte ich die Autoscheinwerfer angelassen.

Beeil dich, draußen erfriert man.

Jungs, Adele, helft Mama beim Abräumen.

Das erledige ich schneller alleine, ihr guckt Gigi und ich komme gleich dazu, ich bereite noch die Linsen für Mitternacht vor, dann komme ich, wenigstens die musst du essen, Ade', sonst gibt's für dich kein Glück.

Mein Vater ging.

Achtung, sagte Magalli, eine Stunde noch, nur noch eine Stunde.

Toto Cutugno trat auf und sang *Emozioni*.

Das ist stinklangweilig.

Jungs, also bitte, das ist Toto, ein bisschen Respekt.

Das Lied ging zu Ende, mein Vater kehrte noch immer nicht zurück.

Meine Mutter pflanzte sich neben mich aufs Sofa, die Zwillinge lagen bäuchlings auf dem Boden.

Magalli fragte Toto Cutugno nach seinem Wunsch für das kommende Jahr.

Musik und Liebe, antwortete Toto Cutugno.

Daraufhin sagte Magalli, meine Damen und Herren: Albano.

Wieder trat Gigi Sabani auf und imitierte Albano.

Gigi ist wirklich gut, sagte meine Mutter, aber starrte zur Tür.

Gigi Sabani und Toto Cutugno sangen *Felicità*.

Das kennen wir schon, sagten die Zwillinge.

Bis zwanzig vor zwölf tat meine Mutter keinen Mucks mehr, das weiß ich genau, denn kaum ging die Tür auf und mein Vater kehrte zurück, sagte Magalli, noch zwanzig Minuten bis Mitternacht.

Es stimmt, draußen erfriert man, ich glaube, heute Nacht kommen die Wölfe vom Monte Panettone runter, da muss man echt aufpassen.

Er hielt sich auch für Magalli, er hatte genau diesen Ton, wie jemand, der die Leute bei Laune halten will, damit sie nicht umschalten, aber meine Mutter machte ein Gesicht wie jemand, der von dem, was er gerade guckt, so angewidert ist, dass er den Fernseher ausschaltet.

Hat Toto Cutugno schon gesungen, Tere'?

Ja.

Und was?

Pff.

Meine Mutter stand auf und ging nach nebenan, kehrte zurück und hatte nicht mehr die Schuhe mit Absatz, sondern Pantoffeln an den Füßen.

Magalli fing an, rückwärts zu zählen.

Noch drei, zwei.

Toto Cutugno und Gigi Sabani gesellten sich zu ihm, und um Mitternacht sangen sie alle gemeinsam *L'italiano*.

Mein Vater wollte meine Mutter auf den Mund küssen, sie hielt ihm die Wange hin.

Dann küsste er meine Brüder. Zu mir, frohes Neues, Ade'. Auch diesmal, wie an jenem Abend am Meer, wichen seine Augen mir aus.

Meine Mutter stand auf, die Linsen.

Wir setzten uns wieder an den Tisch, niemand sagte etwas.

Platsch.

Es war noch nicht einmal eins, und jeder hatte sich bereits in sein Zimmer verkrümelt.

Ich wartete darauf, dass aus dem meiner Eltern ihre mit Watte im Mund streitenden Stimmen herüberdrangen, aber nein.

Aber das Quietschen der Sprungfedern war auch nicht zu hören.

Ich wälzte mich im Bett herum, konnte einfach nicht schlafen.

Ich hatte Hunger, einen solchen Hunger, dass er meinen Kopf verschlang.

Irgendwann hielt ich es nicht mehr aus.

Ich stand auf, kehrte in die Küche zurück.

Öffnete den Kühlschrank, zog den Behälter mit der Zuppa inglese heraus, er war noch halb voll.

Ein Löffel und noch einer und noch einer und noch einer.

Ich machte ihn leer.

Legte mich wieder ins Bett.

Meine Beine waren so schwer wie die Läufe von drei Rentieren.

Also stand ich wieder auf, ging ins Bad, steckte mir einen Finger in den Hals und kotzte.

Wie kommt es, dass man innerlich krank wird?

Klar, dazu braucht es mehr als ein Augenpaar, das uns durch einen geöffneten Fensterladen anstarrt. Sonst könnten wir uns auf die Suche machen, es wiederfinden und anflehen: Befreie mich. Stattdessen wird man Tag für Tag für Tag krank.

Und so auch wieder gesund. *L'Adelescenza* zu moderieren, all diese Mädchen und Jungen zu treffen, mit ihnen über das zu sprechen, worüber ich in ihrem Alter mit niemandem sprechen konnte, weil Münder nur aufgemacht wurden, um das Thema zu wechseln, hat mir zweifellos geholfen.

„Danke, denn *L'Adelescenza* macht nicht nur Spaß, sondern gibt meiner Kompliziertheit eine Berechtigung", schrieb mir eine begeisterte Zuschauerin, von der ich meinen ersten Brief erhielt. Auch für *Hunger* hatte ich zahlreiche Briefe bekommen, aber das war etwas anderes.

Ohne es zu wollen, hatten sie Adele Dick und Adele Dünn ständig dazu aufgestachelt, ihr Spielchen zu spielen, einander fertigzumachen und Eis, Pizza und Worte auszukotzen, um sich Gehör zu verschaffen.

Aber die Briefe für *L'Adelescenza* gaben Adele Es Reicht zu verstehen, dass ihre unermüdliche Sinnsuche auch andere Menschen dazu bringen konnte, bei ihrer eigenen Suche dranzubleiben. Und dabei obendrein Spaß zu haben, denn auch sie – schließlich und endlich auch sie – hatte Spaß. Zu fragen, warum machst du dies oder das, zuzuhören, festzustellen, immerhin nicht die Einzige zu sein, die sich so entsetzlich einsam fühlte. Adeleszent zu sein, aber nur indirekt – was alles ändert, es lässt den Verdacht aufkommen, dass das, was dich, wenn du selbst adeleszierst, wie eine Terrorwelle überrollt, echte Chancen sind. Die Begierden, die Entscheidungen, die Musik, der Himmel, der Wind, der Fels, all das, was dort draußen ist, der Scheißdreck, die Liebe, die Liebe, die Liebe.

Die Liebe lässt einen gesunden, sicher. Candido, Gabriele, Stefano, Baggio, Giacomo, Andrea, Marco, Giorgio, Alessandro, Philippe, Gianluca, Manuel Eins, Manuel Zwei ... Auf einmal seid ihr alle hier bei mir, in diesem Zimmer, wo meine Tochter schläft, und ich bringe es nicht fertig, in diesem Doppelbett, das nicht für eine Frau allein gemacht ist, aber ebenso wenig für eine Mutter, die sich noch immer die ganze Nacht an ihre inzwischen dreijährige Tochter schmiegt, hier seid ihr, und am liebsten würde ich euch das sagen, was ich euch nie gesagt habe, danke, und bitte euch stattdessen um Verzeihung.

Danke, denn von dem Moment an, als ich anfing, darauf zu warten, dass das Telefon klingelt und am anderen Ende eure Stimme erklingt, bis zu dem Moment, als für mich, an jeden Einzelnen von euch geschmiegt wie heute Nacht an Frida, ewig und gnadenlos von Neuem die Adeleszenz begann und das Bedürfnis zu bitten, noch mehr, noch mehr. Während die Sehnsucht nach den noch ungeschehenen Dingen alles verschlang, fühlte sich das Existieren in jenen drei oder sechs Monaten, in jenem Jahr leicht an, wie ein natürlicher Zustand, und die Möglichkeit, eure Geschichte recht oder schlecht zu erraten, während ihr die meine errietet, zog mich innerlich irgendwohin, stärker noch als die Versuchung, die mich ebenfalls innerlich fortzog, um einen weiteren Kühlschrank, einen weiteren Supermarkt zu plündern. Ihr wart sehr viel interessanter.

Und verzeiht mir. Verzeiht mir, die ihr nicht fortgegangen wärt und mich weiterhin festhalten wolltet, aber ich dann gehen musste, und verzeiht auch ihr mir, die ihr fortgegangen seid und mich mit dem Bedürfnis zurückgelassen habt, euch weiterhin an mich zu drücken: Ihr habt nur die schmutzige Arbeit für mich erledigt. Als ich weinte und euch verfluchte, hätte ich euch in Wirklichkeit preisen müssen für die Lüge, die ich mir erzählen konnte – diesmal wäre ich geblieben, wenn er nicht gegangen wäre, diesmal hätte ich es geschafft, mich zu binden, und wäre geblieben.

Hätte ich euch nicht getroffen, hätte ich euch nicht verletzt, hättet ihr mich nicht verletzt, hätte ich nichts von dem Zauber dieser drei verhexten Worte gelernt und wäre vielleicht bei Nicola geblieben, wäre auf das Hütchenspiel unserer Geschichte hereingefallen.

Denn, mit ihm zusammenzubleiben bedeutete nur, mich weiterhin an niemanden zu binden.

Man gesundet Schritt für Schritt für Schritt, wenn man die Tür des Hauses öffnet, in dem man geboren ist, und geht. Jedes Mal, wenn ich einen Zug, ein Flugzeug genommen habe, bin ich ein wenig genesen, Bologna, Cagliari, Macerata, Turin, die ersten Ferien mit Elettra in Thailand, die in der Atacamawüste, in Chile, in Peru, in Japan, in Afrika haben mich gesund gemacht – Afrika hat mich gesund gemacht.

Und jetzt ist die Welt, die uns ein wenig gesund machen kann, wenn wir diese Tür öffnen und gehen, krank geworden, so heißt es, und deshalb muss jeder zu Hause bleiben, auch wenn er sein Zuhause noch sucht.

Noch ein Krankenwagen.

Deshalb ist Nicola da und ich bin hier, deshalb wird es in dieser Nacht grotesk, jemanden Hieda zu nennen, oder Dahie. Abstand, Abstand, Abstand heißt es unablässig von allen Seiten. Mir war stets mehr als klar, dass man auf Abstand bleiben muss, um sich zu schützen …

Bis allerdings.

Bis allerdings auf diesem Schwangerschaftstest zwei kleine Streifen aufgetaucht sind.

Ich war nach Alicante gefahren, um meine Eizellen einfrieren zu lassen, wie Elettra mir geraten hatte. Sie hat dreimal geklingelt, das haben wir uns angewöhnt, damit die eine weiß, dass vor der Tür die andere steht, ich habe geöffnet und sie hat mir mit den Flugtickets vor der Nase herumgewedelt.

»Mein Geschenk zu deinen doppelten Zwanzig.«

Sie würde mitkommen, ein weiteres unserer Abenteuer. Sie hatte an alles gedacht, ich musste nur ein paar Formulare ausfüllen und ihr vertrauen.

Als wir aufbrachen, war es noch genau ein Monat bis zu meinem Geburtstag, und am Abend ließen wir es in einer Bar an der Playa del Postiguet mit Cava krachen.

»Würdest du Manuel Eins sagen, er soll wenigstens versuchen, uns die Unterhosen auszuziehen, wenn wir zusammen im Bett liegen, oder würdest du Manuel Zwei sagen, es eine Nacht mal ganz ohne Anfassen und nur mit Reden zu versuchen?«

»Sogar, wenn er nackt ist, würde Manuel Eins noch Hölderlin zitieren. Und Manuel Zwei würde sogar mit gefesselten Händen noch davon reden, wie riesig seiner ist.«

Das waren die Gespräche wenige Stunden vor dem Augenblick, in dem sich alles, aber wirklich alles und ohne dass ich etwas dagegen unternehmen konnte, ändern würde.

Denn am nächsten Morgen traf ich Dottoressa De Vega, die sofort zu Ana wurde, sie sollte mir die Medikamente für die ovariale Stimulation geben. Stattdessen fragte sie mich, woher ich komme, ich antwortete ihr, sie googelte die Landkarte von Italien auf ihrem Handy, wollte, dass ich ihr zeige, wo genau mein Dorf liegt, sie hätte nie davon gehört.

Als ich nach zwei Stunden und fünfundvierzig Minuten wieder herauskam, fragte Elettra: »Und?«

»Es hat keinen Sinn, einen Monat vor dem Vierzigsten Hormone einzufrieren. Ich komme in drei Wochen wieder und versuch's.«

»Was?«

»Das.«

Ich konnte es nicht einmal sagen, ein Kind. Das zweite Flugzeug nach Alicante bestieg ich allein, genau wie den Zug von der Villa Lago nach Rom. Adeleszierend.

»Den Spender habe ich von der De Vega wählen lassen, ich wollte nicht das Geringste wissen.«

»Ich habe ihn ausgewählt, weil er am selben Tag und im selben Jahr wie ich geboren ist.«

»Ich wollte, dass er etwas mit dem Meer zu tun hat, ich habe ihn ausgewählt, weil er auf Menorca geboren ist.«

»Die künstliche Befruchtung tut höllisch weh.«

»Das ist nicht schlimmer als ein Besuch beim Frauenarzt.«

Ausgerechnet ich, die sich seit jeher damit herumgequält hat, was die anderen sagten, während sie etwas ganz anderes sagten, erzählte niemandem, wie es wirklich in Alicante gelaufen war.

Niemandem außer Nicola.

»Ich weiß, es ist schwer zu glauben, Dahie … aber zu entscheiden, wie es mit *L'Adelescenza* weitergehen sollte, machte mich wieder krank. Sollte ich weitermachen, auf die Gefahr hin, lächerlich zu werden? Oder aufhören, den Staffelstab weitergeben, auf die Gefahr hin, nicht zu wissen, was ich dann tun soll, und vor allem, wer ich bin, wenn ich keine Adeleszentin mehr bin?«

Die letzte Sendung rückte näher, und nach über zwanzig Jahren hatte ich wieder angefangen, die Kalorien dessen zu zählen, was ich mir in den Mund steckte, was die anderen sich in den Mund steckten, Adele Dick hatte die Oberhand gewonnen, zog Adele Dünn an den Haaren und biss ihr in die Waden.

»Es ist doch gar nichts dabei, sich ein Kind zu wünschen, um mit ihm ebenfalls wiedergeboren zu werden, Hieda. Vielleicht tun wir das alle, können es aber nicht zugeben, weil wir fürchten, unsere heiligen Absichten zu entweihen, die wir brauchen, um den nötigen Mut zu finden.«

»Aber es war kein Wunsch von mir, weißt du. Es war eher ein Spiel. Ich war mir sicher, dass der erste Versuch schieflaufen würde und ich zwischen dem ersten und dem zweiten Anlauf meine Meinung ändern würde …«

»Klingt irgendwie apotropäisch.«

»Du musst gar nicht versuchen, meinen Bockmist zu legitimieren, Dahie. Ich preise ihn jeden Tag, diesen Bockmist, weißt du, denn hätte ich ihn nicht gemacht, hätte ich niemals …«

»Die wahre Liebe kennengelernt?«

»Frida. Und all das, was sie mir über die Liebe beibringt, klar, aber ich hätte niemals auch nur ihre Füße, diese Öhrchen, den Duft kennengelernt, den sie hat, wenn sie nachts schwitzt. Wie auch immer. Am Anfang war es nur ein Spiel, glaub mir.«

Es war, wie mit jemandem ins Bett zu gehen, in den ich mich gerade erst verliebt hatte: eine willkommene Art, mich zu betäuben, das Acid einer guten Gelegenheit einzuwerfen, mich nicht mit mir selbst auseinanderzusetzen.

Mir war nicht klar, was gerade passierte, und mir war nicht klar, dass es mir passierte, so ist es gelaufen.

Nicht einmal, als ich diese zwei kleinen Striche sah, wurde mir etwas klar und wird es noch immer nicht.

Aber da, genau da, na ja.

Wurde ich ganz Körper.

Mit jedem Kilo wurde er leichter, als würde ihm das In-sich-Tragen eines anderen Körpers endlich erlauben, auf seine Beine und Ellenbogen zuzugreifen, sich an seinen Fersen zu erfreuen. Ich fühlte mich stark, wunderschön. Denn ausgerechnet er, dieser allzu magere und dennoch dicke, allzu dicke und dennoch magere, herausgeforderte, geschundene, abservierte, jedem, der etwas von ihm wollte, hergeliehene Körper, sagte, es reicht, jetzt bestimme ich, wo es langgeht, und es gab keinen Abstand mehr, den ich zu dem Pünktchen, das sich dann in eine Zitrone, einen Wellensittich, einen tanzenden Affen verwandelte, sich in meinem Bauch regte und heute Frida ist, halten konnte und wollte.

Meine. Frida.

Die, die ich heute Nacht bei mir in diesem Bett haben möchte, bei mir in diesem Bett ist.

Die sämtliche Gleichgewichte krank machte und dadurch heilte.

Denn vielleicht ist es ganz einfach: Es ist so.

Das, was uns heilt, ist das, was uns krank macht.

Und was ist das im Grunde?

Es ist das Leben.

Es sind die anderen.

Tatsächlich wird man nie durch und durch gesund, so wie man nie durch und durch krank wird, denn sonst wäre mir, als ich aus diesem Zug stieg, in den ich, den Rucksack voller Kekse, Viennetta-Eiscreme, drei Croissants und sämtlicher Pizzen, die ich im Bahnhofsdiscounter hatte kriegen können, eingestiegen war und mich in die Abteiltoilette eingeschlossen hatte, um zu essen und zu kotzen und weiterzuessen und weiterzukotzen, dort kein Platz mehr geblieben: in mir drin, um Elettra einzulassen, die mich in der größten aller Städte aufnahm.

Dass ich wieder zu essen anfing, habe ich vor allem ihr zu verdanken und Davide, Giada, Luca, Rodrigo, Elise, Valentina. Wenn ich mit ihnen Tag für Tag für Tag beim Essen saß, kam nichts von alledem auf den Tisch, von dem ich glaubte, es müsse dort auftauchen und Schrecken bringen.

Ein Vater, eine Mutter, das Platsch, die Wut, der Tanz.

Es gab keine Eltern, wir waren verlorene Kinder, Kindmenschen.

Dass einer von uns tatsächlich ein Kind bekommen sollte, hatten wir denn auch nie ernsthaft in Betracht gezogen.

Die Schwangerschaft elektrisierte uns, es war, als gehörte der sich rundende Bauch allen, zu den Kontrolluntersuchungen begleiteten sie mich reihum, Elettra zog bei mir ein, wusch den Salat mit Speisenatron, brachte mir morgens den Kaffee ans Bett, hielt ihr Telefon an meinen Bauchnabel und spielte *Good Day Sunshine* ab. Wir waren auch zusammen, als der Anruf über das Ergebnis der Fruchtwasseruntersuchung kam und mir versicherte, dass alles in Ordnung wäre.

Und dass es ein Mädchen werden würde.

Maria, sagte Davide.

Vita, sagten Giada und Elise.

Elettra, sagte Elettra.

»Frida?«, fragte ich.

»Klar, schon schön. Aber der Name klingt, als hätte ihn ein Mädchen vom Lande ausgesucht, das zum Studieren nach Rom gezogen ist und was erlebt hat …«, meinte Luca.

»Was redest du da?«, fiel Valentina ihm ins Wort. »Der Name klingt wie ein Amulett.«

Sie hatten beide recht.

Dann wurde Frida geboren.

Mein Körper gehörte wieder ganz allein mir, auch wenn es nicht mehr der war, den ich vorher gekannt und verkannt hatte, er war wie ein Zimmer nach einer neun Monate langen Party, die Gäste gehen und nichts ist mehr an seinem Platz, aber zum Aufräumen ist keine Zeit. Denn man muss sich um ein anderes Zimmer kümmern.

Es gab einen anderen Körper, der das Sagen hatte.

Er war winzig, aber fordernd und hungrig und unfähig, sich in der Welt zu bewegen, wie ein blinder Riese.

Bei ihm wusste niemand mehr, was er sagen oder tun sollte. Meine Freunde, die Kindmenschen, wussten es nicht, und ich, der Kindmensch, der nun aber eine Tochter hatte, wusste es auch nicht. Weshalb ihm nichts anderes übrigblieb, als es zu wissen.

Ihre Tonlagen, Bedürfnisse und Tagesabläufe blieben dieselben.

Meine nicht, denn es waren nun einmal nicht mehr meine, sondern Fridas: Leise, die Kleine schläft, bei der Gelegenheit haue ich mich auch ein halbes Stündchen aufs Ohr, wenn sie aufwacht, komme ich vielleicht zu Elettra nach. Aber wenn Frida um neun Uhr abends aufwachte, war es für mich vier Uhr morgens, allein die Vorstellung, sie auf den Arm zu nehmen, die Treppe ins nächste Stockwerk hinaufzusteigen und bloß nicht das Fläschchen, den Schnuller, die Wechselwindel, die Feuchttücher, das Fieberthermometer für den kleinen Hintern zu vergessen, man weiß ja nie, drängte mich ins Bett zurück, wo ich nicht in den Schlaf sinken konnte, denn: Sie war ja wach.

Wenn es uns dennoch gelang, ein paar Stunden zusammen zu verbringen, hatte ich Mühe, den Unterhaltungen zu folgen, in meinem Kopf explodierte ein Vakuum, und wenn Elettra mir erzählte, Manuel Zwei sei nach London gezogen, dachte ich an die Tapioka für den Brei, die Tapioka ist bald alle, ich muss neue kaufen, und obwohl meine Mutter mich für ein paar Tage besuchen gekommen war, ich Frida erst vor einer halben Stunde ein Stockwerk tiefer bei ihr gelassen hatte und es gar nicht hatte abwarten können, hinaufzugehen und ein Glas Wein zu trinken, bekam ich sofort Sehnsucht.

Jedoch nach etwas, das bereits geschehen war, nach einem Menschen, den es gab, nach ihr.

»Wieso lässt du dir nicht von einem Babysitter helfen? Du bist völlig erledigt.«

»Ich kann's euch nicht erklären, aber es ist eine Anstrengung, auf die ich einfach nicht verzichten kann.«

»Du übertreibst, Adele.«

»Nein, im Ernst, das ist keine Obsession. Es ist Verliebtheit. Nur, dass sie im Gegensatz zu anderen Verliebtheiten mit jedem Tag größer wird.«

»Aber platzt dir bei diesem nicht nachvollziehbaren Geplärr nicht der Schädel, bist du mit den Nerven nicht völlig am Ende?«

»Ja, nein, pff. Ich bin dafür gewappnet, so wie ich auf das nachvollziehbare Geplärr all der Menschen, die ich leiden gehört habe, nicht vorbereitet war. Es macht mir weniger Angst.«

»Du Glückliche.«

Unsere Absichten waren auch weiterhin in bedingungsloser Liebe vereint und werden es immer sein, aber das Leben, das ich führte, begann den Lauf unserer Gewohnheiten auseinanderzubringen.

Und so ist Nicola auch das für mich gewesen: der erste enge Freund, der Kinder hatte.

Der sogar anderer Leute Kinder behandelte.

Er wusste, was es bedeutet, sogar im Schlaf müde zu sein.

Ein Vakuum im Kopf zu haben, während die anderen von einer Welt sprechen, in der niemand Tapioka isst.

Brennende Handgelenke.

Mehr an die Kacke eines anderen menschlichen Wesens als an den eigenen Durst zu denken.

Vom Hunger ganz zu schweigen.

Denn aus solcher Vergötterung kann der Hunger nicht unbeschadet hervorgehen …

Nicola machte sich Sorgen, vor allem, dass sich diese zweisame Einsamkeit irgendwann von einem Schutzraum für Frida in ein Gefängnis für uns beide verwandeln könnte.

Wir schafften es nur, uns ein-, zweimal die Woche zu sehen, doch seine Nachrichten begleiteten meine Wege und drangen in die Klüfte meiner Tage.

„Du solltest versuchen, dich mit dem Mama-Chor aus der Krippe zu befreunden, so ein Netzwerk könnte dir enorm viel geben."

„Die langweilen mich."

„Du kennst sie nicht."

Das stimmte. Dank ihm ging ich eines Nachmittags vor der Krippe auf zwei von ihnen zu, eine hatte eine Wolke roter Haare, die andere sah aus wie ein Frettchen, sie gestikulierte herum und war bestimmt noch keine dreißig.

Sie redeten über die *Terrible Two*, wie sie es nannten.

»Inzwischen weine ich fast der Zeit nach, als meine Tochter drei Monate alt war und den Kopf kaum halten konnte«, ereiferte sich die Rothaarige.

»Mit zwei Jahren stehen sie auf und begeben sich auf Entdeckungstour … Sie glauben, sie können es, aber weit gefehlt, und das ist das Problem«, dozierte das Frettchen.

»Zweijährige sind die Teenager der Kindheit«, sagte ich.

Die Rothaarige drehte sich zu mir um und lächelte mich an: »Ganz genau. Das Teenageralter der Kindheit. Also die absolute Hölle … Wir Ärmsten. Ciao, ich bin Anitas Mama, und du?«

»Fridas Mama.«

»Ich bin die Mama von Chris. Ich sehe dich schon seit einer Weile hier im Hof, du siehst fast genauso aus wie Adele, die Moderatorin von …«

»Ich bin's.«

»Ach komm. Ich fasse es nicht.«

»In den letzten zwei Jahren bin ich ziemlich gealtert, ich weiß.«

»Das meine ich nicht, ich hätte dich nur niemals mit einem Ort wie diesem in Verbindung gebracht …«

»Wem sagst du das.«

Wir lachten. Als es Zeit war, die Kinder abzuholen, lud uns Anitas Mama alle zu sich zum Nachmittagsimbiss ein.

„Ich habe meine Hausaufgaben gemacht, und seit heute hat Frida Spielkameraden. Sie heißen Anita und Chris."

„Segne sie. Ich bin stolz auf dich, Hieda meines Staunens."

„Anitas Mama ist überzeugt, es gebe keinen besseren Arzt als Dottor Attanasio."

„Anita wie?"

„Barrano. Die Mutter heißt Simona und hat einen Mann, für den sie sich jeden Tag wieder entscheiden würde, meint sie, aber sie fühlt sich in diesem neuen Leben auch ratlos und verwirrt. Sie ist lustig, neugierig, arbeitet als Psychologin. Sie gefällt mir wahnsinnig gut. Wenn du also mit ihr im Bett warst, wäre ich dir dankbar, wenn du es für dich behalten würdest."

„Die Mutter eines zweijährigen Kindes würde sich nur schwerlich darauf einlassen, weißt du. Zumal, wenn es das erste ist."

„Ich hab's getan."

„Weil Signorina Noch Mehr nie genug kriegt. Nicht mal eine Tochter allein großzuziehen kann sie trockenlegen."

„Läuft da noch was?"

„Mit wem?"

„Mit allen."

„Hör auf damit."

„Sag's mir."

„Das weißt du doch."

„Sag's mir noch mal."

„Es gibt nur dich, Miststück. Nur dich, immer nur dich."

„Ich hasse dich."

„Ich dich auch. Du fehlst mir, Hieda."

„Du mir auch, Dahie."

„Spät habe ich dich geliebt, du Schönheit, ewig alt und ewig neu, spät habe ich dich geliebt. Und sieh, bei mir drin warst du, und ich lief hinaus und suchte draußen dich. Der heilige Augustinus für dich. Denn die süße Gewalt, mit der du in ein gefestigtes Leben wie meines hereingebrochen bist, kann nur auf den Unvordenklichen verweisen."

„Mein Leben war dagegen immer eher wie Zuppa inglese.«

„Mein Lieblingsnachtisch, seit ich so alt wie Frida war."

„Gerade hat mir Chris' Mama geschrieben. Am Sonntag sind wir zu einem Ausflug an den See eingeladen."

„Wunderbar."

„Hast du denn kein schlechtes Gewissen, wenn du von Freitagabend bis Montagmorgen verschwindest?"

„Ich habe kein schlechtes Gewissen, wenn ich verschwinde. Ich bin schlimmer dran als du."

„Dann kommst du mit uns an den See."

„Das wird passieren, auch das weißt du. Denk du lieber dran, nicht gemein zu den anderen Vätern zu sein."

„Es gibt nur dich, Miststück. Nur dich, immer nur dich."

„Meine Hieda."

„Das eigentliche Problem ist, dass ich keine Ahnung habe, was man bei so was anziehen soll."

„Bei was?“

„Bei einem Ausflug mit anderen Familien und ihren Kindern. Vielleicht sollte ich mir was Helles kaufen, ich habe nichts Helles.“

„Wieso was Helles?“

„So stelle ich mir eine Mutter am See vor. In was Hellem. Oder?“

„Ich stelle dich mir immer nackt vor.“

„Wie ich dich hasse.“

„Morgen komme ich und hole mir all deine Säfte.“

Und dann, vielleicht nach einer solchen Nachricht, wenn es halb neun wurde, blieb mein Telefon für mindestens zwei Stunden stumm, weil Nicola nach Hause zurückkehrte, in sein Zuhause, und die Familie Attanasio sich zum Essen setzte. Dann begann er wieder, mir zu schreiben, mitunter rief er auch an, alle schliefen, er war in die Garage hinuntergegangen und wollte mir Eine gute Nacht zuflüstern. Gemäß einer sofortigen, stummen Übereinkunft war er es, der sich bei mir meldete, ich konnte ihn nie anrufen, nicht einmal tagsüber, es bestand immer die Gefahr, dass er Annamaria zwischen einem Patienten und einer Konferenz zum Geräteturnen brachte, Francesco zum Fußball, in Gemmas Spielecenter vorbeischaute.

Wenn ich das Bedürfnis danach verspürte, weil Frida mich gefragt hatte, wer der Typ sei, der bei Anita und ihrer Mama lebte und den Anita Papa nannte, oder weil Deliverù bei einem Meeting nicht aufgetaucht war oder weil mich die Lust überkam, ihm gar nichts zu sagen, mich nur nach seiner Stimme sehnte, schrieb ich ihm eine Nachricht mit dem Codewort dessen, was ich ihm sagen würde, sobald wir uns sprechen könnten – Codewort Frida, Codewort Deliverù, Codewort Mein Geliebter. Oder ich unterdrückte diese Lust, dieses Bedürfnis. Den Hunger.

Und fühlte mich wie ein kleines Mädchen in Fridas Alter, das zum Nachmittagsimbiss zu einem anderen Kind geht, in dessen Zimmer Sand ausgestreut ist und das vor neonfarbenem Spielzeug überquillt. Aber etwas Bedrohliches hat, als könnte irgendwann eine andere Mama hereinkommen, eine ganz andere als die von

Anita und Chris, eine herzlose Mama, die nur darauf wartet, die Tür aufzureißen, uns beide auszuschimpfen, mich aus dem Kinderzimmer zu werfen und ihrem Kind eine Strafe aufzubrummen. Meinetwegen.

Diese Feuchtigkeit.

Ade'.

Mama.

Ich möchte, dass du mit ihr redest.

Mit wem?

Dieser Frau.

Vor dem Fenster meines Zimmers zerrann der Gipfel des Monte Panettone im Nebel, der Himmel war schmutzig, todmüde: Erneut hatte der Sommer seine Schuldigkeit getan und war zu Ende gegangen, auch wenn diesmal keiner von uns ihm geglaubt hatte.

Wir hatten auch dem Karneval, dem Frühling, dem Ersten Mai und all dem nicht geglaubt, das gekommen war, nachdem Magalli verkündet hatte, Achtung, jetzt ist es so weit, ein frohes Neunzehnhundertzweiundneunzig Ihnen allen.

Wir waren in jener Nacht stecken geblieben, zwischen Toto Cutugnos Lied und den Linsen, und statt uns bei den Tagen anzustellen und ihnen zu folgen, uns vorwärts zu bewegen, drehte jeder seine eigene, immer gleiche Runde.

Inzwischen kam man gegen die Zwillinge nicht mehr an, sie setzten sich zum Mittagessen und zum Abendessen, brauchten aber nicht einmal mehr den Fernseher, um so zu tun, als hätten sie Tanz und Raserei für sich gepachtet, zum Geburtstag hatten sie einen Game Boy bekommen und verschanzten sich in ihrem Zimmer, hin und wieder drang das Dudeln eines geknackten Rekordes durch die Tür, und ich sah sie angeberisch vor mir, wähnte sie in Sicherheit.

Doch niemand von uns dreien war gegen die leeren Runden des anderen gefeit.

Mein Vater verließ noch immer um sechs Uhr das Haus, um in den Supermarkt zu gehen, kehrte um eins zurück, setzte sich zum Essen, stand um zwei wieder auf, verließ das Haus, um in den Supermarkt zu gehen, kehrte abermals zum Essen zurück und ging dann noch einmal los, um nachzusehen, ob er die Autoscheinwerfer angelassen, der Wind den Briefkasten am Ende der Zufahrt umgerissen hatte. Oder er kehrte nicht zum Essen zurück, weil er sich um Scherereien in der Kleinen Stadt kümmern musste, so nannte er es immer, ich habe Scherereien, und meine Mutter drehte ihre Runde.

Das heißt, sie fragte nichts. Während sie zwischen dem Herd und dem Esstisch und den Vorhängen und den Fliesen hin und her tanzte, die Swarovski-Vögelchen von der Konsole aufs Fernsehmöbel und vom Fernsehmöbel auf den Esstisch räumte, tat sie nicht einmal mehr so, als würde sie die Geheimwaffe zünden, in den Augen der abwesende Ausdruck eines Menschen, der, um zu lachen oder zu weinen, noch immer darauf wartet, dass Magalli sagt neunzehnhundertzweiundneunzig – drei, zwei, eins …

Mama.

Ade'.

Weißt du, heute.

Setz dich nicht da hin, da muss ich noch mit dem Wischmopp lang.

Ist eine Neue in die Schule gekommen.

Ade', machst du das extra? Siehst du nicht, dass die Kissen frisch aus der Reinigung kommen.

Eine neue Lehrerin, weil Zappamura an eine Schule in der Kleinen Stadt versetzt wurde.

Du bist ja fast nur noch Haut und Knochen, Ade'.

Sie hatte recht, aber sie dachte, sie könnte es mit mir genauso machen wie mit den Fliesen und den Kissen, was dreckig ist, macht man sauber, wer nur noch Haut und Knochen ist, dem füllt man den Teller und sagt, iss.

Nein, danke.

Ade', sei so gut.

Ich bin satt.

Du hast das Schnitzel doch nicht mal angerührt.

Ich hab genug, Mama, wirklich.

Es reicht mit diesem Theater, Adele, nimm dir Nudeln, schaltete er sich ein.

Nein, danke.

Ade'.

Danke, nein.

Daraufhin ballte er seine leere Faust, die Adern an seinem Arm traten hervor. Aber statt in die Luft zu boxen, blieb sie dort auf dem Esstisch liegen, er kaute, wischte die restliche Soße mit einem Brotkanten auf, kaute noch immer und machte dann mit seiner Runde weiter, Supermarkt, Zuhause, ich sehe mal nach den Scheinwerfern, das hätte mir mal einer sagen sollen, in ihrem Alter war mein Teller immer leer und ich verging vor Hunger, und ihr Teller ist immer voll und sie geht uns auf den Sack.

Und ich weiß nicht, ob wirklich sein Rücken wetterte.

Oder ob ich es war.

Die recht oder schlecht erriet, was sein Rücken wetterte.

Während ich meine Runde drehte, die ebenfalls beim Supermarkt vorbeiführte.

Sie begann am Schreibtisch in meinem Zimmer, wo ich nach ein paar Salatblättern oder einer Tomate oder einem Apfel zu Mittag meine Hausaufgaben machte. Der leere Magen brachte mein Hirn auf Touren, je weniger ich aß, desto schneller arbeitete es und ließ mich vor diesen Büchern mich fühlen wie meine Brüder sich vor meinen Eltern, obenauf und unbezwingbar, in Sicherheit. Ich übersetzte Latein, löste Gleichungen, las, und zwei Stunden lang war mir, als könnte man alles übersetzen und lösen und lesen, auch das hohle Geschwätz meiner Klassenkameraden, sogar die leeren Runden meines Vaters und meiner Mutter.

Doch kaum klappte ich die Bücher zu, hörte der Hunger auf, meinen Kopf zu stützen, und saugte ihn leer. Vielleicht, sagte ich mir, habe ich die tänzelnde Unrast von ihr, aber sie räumt wenigstens nur den sie umgebenden Nippes von hier nach da, ich räume von hier nach da, was in mir ist und so schwer wiegt wie tonnenweise kaputte Swarovski-Vögelchen, denn das ist die Wut, die Wut, die ich von ihm habe. Tatsächlich hetzten die von der Leine gelassenen Gedanken wie wütende Hunde durch meine Arme, meine Beine, die Fingerspitzen, ich wusste nicht mehr, wo die

Sehnsucht war und wo ein Ellenbogen, wo ein Wunsch und wo mein Bauchnabel, alles bedrängte mich wie eine Verschwörung.

Das war das Leben.

Das waren die anderen. Er, sie, Rita, Franca, Candido, Paola, ein Junge aus der Dreizehn, der in der Pause ständig vor meiner Klasse herumscharwenzelte und mich anstarrte. Musste ich an sie glauben, gab es sie? Oder waren sie auch nur Präsenzen und hatten den Platz der anderen eingenommen, die nicht mehr von sich hören ließen? Wo waren sie abgeblieben? In der Schule, zu Hause, hinter den Fensterläden, im Fernseher bei Magalli? Denn ich sah sie überall, bekam sie aber nie zu fassen.

Ich verstand sie einfach nicht, ich verstand sie, auch wenn mir das Gegenteil lieber gewesen wäre, es waren zu viele, es waren nicht genug, ich hatte Lust, ich hatte Angst.

Nur eines war sicher, ich konnte sie nicht loswerden.

Doch in der Silvesternacht hatte ich immerhin einen Weg gefunden, mich loszuwerden.

Mama, ich kümmere mich um den Einkauf, na komm, lass dir doch helfen.

Sie schrieb den Einkaufszettel, hielt mir zehntausend Lire hin, behalt den Rest, und ich ging los.

Das ist für den Klassenausflug auf den Monte Panettone, den wir organisiert haben, erklärte ich meiner Tante, die an der Kasse saß, als drei Tüten Chips, drei Schachteln Kekse, zwei Packungen Törtchen und zehn Milchbrötchen über das Band gingen.

Oder, die Zwillinge sind im Wachstum, die futtern wie die Scheunendrescher, wenn drei Becher Eis, ein Glas Nutella und eines mit Marmelade vorbeizogen, all das, was ich mit dem Restgeld meiner Mutter ergattern konnte und dann in meine Schultasche stopfte.

Dann führte mich die Runde nach Hause zurück, wo ich die Einkaufstüten in der Küche abstellte, meine Mutter bestand darauf, den Kühlschrank und den Küchenschrank selbst einzuräumen, sonst bringst du alles durcheinander.

Endlich schloss ich mich mit meiner Umhängetasche im Bad ein.

Ich drehte den Hahn der Badewanne auf, damit es den Anschein hatte, als wollte ich in aller Seelenruhe ein Bad nehmen, und damit das Wasserrauschen die anderen Geräusche übertönte.

Das Fest begann.

Ich langte in die Tasche, stopfte mir das Erstbeste, das ich zu fassen bekam, in den Mund, mit der anderen Hand riss ich schon die Kekspackung auf, die Kartoffelchips, stippte einen Chip ins Eis, dann in die Nutella, steckte die Finger hinein, mir war, als würde ich auch sie essen, und dann meinen Vater, meine Mutter, Rita, Franca, all jene, die so, und nur so, aufhörten, mich zu essen.

Was fühlte ich? Nichts.

Endlich fühlte ich nichts.

Keine Angst, keine Lust.

»Ich stürzte mich in meinen Hunger und wurde eins mit ihm«, sollte ich es in einer Gruppensitzung mit der Della Penna schließlich beschreiben können.

Aber in jenen Monaten, aus denen Jahre wurden, wusste ich nicht, was ich tat, ich tat es und basta, immer die übliche Runde.

Die mich, war das Fest gelaufen, manchmal abermals in die Küche drängte, ich wartete, bis meine Mutter hinausging, und öffnete den Kühlschrank, gern auch das Eisfach, klaute eine Dose Fleischsoße, eine Schachtel Tiefkühlerbsen, kehrte ins Bad zurück, fing wieder an zu essen. Der Bauch blähte sich, ich zog das T-Shirt hoch, befühlte ihn, es war ekelhaft, aber nicht einmal den Ekel empfand ich und machte weiter, bis zum letzten Keks und zum letzten Rest Fleischsoße machte ich weiter.

Weinte ich? Vielleicht, hin und wieder.

Vielleicht hin und wieder, wenn das Fest zu Ende ging, Adele Dick weinte, denn allmählich spürte sie wieder etwas: Es war die Panik, in einer halben Stunde ein Kilo zuzulegen, nichts weiter.

Also steckte sie sich den Finger in den Hals.

Und während sie abermals kotzte, war ihr, als säße sie am Schreibtisch über ihren Büchern.

Obenauf und unbezwingbar, Adele Dünn, in Sicherheit.

Doch wenn sie sich im Spiegel ansah, erkannte sie dieses Gesicht nicht wieder.

Also ließ sie sich tatsächlich in die Wanne gleiten, schloss die Augen und lag einfach nur da, morgen höre ich auf, schwor sie sich, ab morgen ist damit Schluss, und das Wasser streichelte sie und verzieh ihr alles, wie es nur passiert, bevor es einen gibt, wie nur im Mutterleib.

Im Vaterleib.

Wo wir schweben, wenn wir noch ungeschehen sind, im Bauch der Frauen, im Kopf der Männer, die uns erwarten und die, sofern sie sich verzeihen, uns ungefragt auf die Welt kommen zu lassen, uns in diesen neun Monaten zwangsläufig versprechen müssen, dass sie uns alles verzeihen werden, dass die Liebe genügen und unsere Fehler immer wieder gutmachen wird.

Zumindest bis sie zerbricht: Aber dass die Liebe zerbrechen kann, müssen die schwangeren Frauenbäuche und Männerköpfe vergessen, sonst wären sie niemals so verrückt, ein anderes menschliches Wesen, das sie obendrein satt kriegen müssen, zur Teilnahme an diesem Erdbeben einzuladen, bei dem die anderen da sind, dann fortgehen, um nach den Scheinwerfern zu sehen, dann nicht mehr da sind, dann aber wiederkommen oder vielleicht auch nicht – wer weiß schon, was besser ist.

Hoffen wir, dass er diesmal nicht wiederkommt, hätte ich Gott gebeten, hätte Caterina mir an dem Tag nicht verboten, mich je wieder an ihn zu wenden, also betete ich zu niemandem, zum Monte Panettone, zum Wind.

Während ich meine Runde drehte und sie die ihre, betete ich.

Hoffen wir, dass Papa nicht mehr nach Hause kommt.

Ich betete auch, wenn er doch nach Hause kam, aber nicht er selbst zu sein schien, sondern ein Doppelgänger, der seinen Platz einnehmen sollte, während sein wahres Ich, das in die Luft boxte und seine pechschwarzen Augen in die meinen bohrte, irgendwo anders unterwegs war.

Ich betete in der Geburtstagsnacht meiner Mutter, als die Sprungfedern aus ihrem Schlafzimmer herüberquietschten, wie lang war das nicht mehr vorgekommen, ewig lang, aber sie hatten sofort aufgehört, und statt der kleinen Schreie meiner Mutter drang aus der Watte ein Schluchzen hervor – jemand weinte, das war sie.

Ich betete, als sie am nächsten Morgen eine Konsole abstaubte, nach der Soße schauen ging und dann dieselbe Konsole noch einmal abstaubte.

Als er uns in die Pension Dolceriva gebracht hatte, hatte er nicht ein einziges Mal mit uns dort übernachtet, und nach drei Wochen war er uns wieder abholen gekommen.

Überraschung, hatte er gesagt, kaum waren wir ins Auto gestiegen, und das Autoradio angeschaltet.

Ich betete, als Jovanottis Stimme erscholl, die sang, dass er sich nicht langweile, und meine Brüder mit einfielen, *e no che non m'annoio e non m'annoio*, und mein Vater meine Mutter fragte, wer ist das?

Das ist Jovanotti, die Jungs finden den ganz toll.

Du weißt immer alles, Tere'.

Ich betete jedes Mal, wenn er etwas sagte, damit sie sich schön und klug und besonders fühlte, dass sie, sofern sie es noch konnte, lächeln würde, denn die Art, wie sie die Augen niederschlug und wieder aufblickte, verriet, dass immer noch und ausschließlich er ihr die Erlaubnis dazu geben konnte.

Sich für schön, klug und besonders zu halten.

Ich betete, wenn er sauer auf mich wurde, Ade', wieso isst du nicht, was du auf dem Teller hast, und stocherst ständig auf dem Servierteller herum?

Wenn er nicht sauer wurde, denn sein wahres Ich hätte meinen Teller quer durch die Küche geschleudert.

Monte Panettone, Wind oder wer auch immer, Gott, mach, dass Papa geht.

»Hätte er mich ein für alle Male verlassen, hätte ich wenigstens aufgehört, ständig Angst zu haben, dass er mich verlässt«, gestand ich Nicola in einer Nacht, die anders war als alle anderen, denn ausgerechnet sie, meine Eltern, waren nach Rom heraufgekommen und ich hatte ihnen Frida überlassen, zum ersten Mal würde ich nicht mit ihr zusammen schlafen, und war zu ihm nach Palermo gefahren, wo er eine Tagung hatte.

»Wenn er *mich* verlassen hätte?«

»Wenn er meine Mutter verlassen hätte, komm schon. Ist doch das Gleiche, du klingst wie Dottoressa Della Penna …«

»Wenn du heute daran zurückdenkst, wäre es dir wirklich lieber gewesen, dass er es tut? Dass er geht?«

»Pff. Heute verstehen sie sich ganz prima. Zusammen alt werden können sie fantastisch, das war schon so, als sie jung waren, sie liebten sich wie zwei alte Leute. Inzwischen haben sie immerhin das richtige Alter, um sich so zu mögen, wie sie es tun … Aber wenn sie sich getrennt hätten, hätten sie mir vielleicht gezeigt, dass es möglich ist.«

»Was?«

»Sich an jemanden zu binden.«

»Ich kann dir nicht folgen. Meine Hieda.«

»Wie sollst du den Mut finden, dich an einen Menschen zu binden, wenn du weißt, dass du ihn um nichts in der Welt verlassen darfst?«

»Vielleicht hatte dein Vater gar nicht die Absicht, euch zu verlassen. Wenn er euch nicht verlassen hat, dann vielleicht nicht, weil er nicht konnte, sondern weil er nicht wollte.«

»Verlässt du Gemma deshalb nicht? Weil du nicht willst?«

»In meinem Fall hat Gemma nichts damit zu tun, das weißt du. Die Sache betrifft nur die Kinder und vor allem Annamaria.«

»Und wieso wunderst du dich dann?«

»Über was?«

»Dass ich betete, er möge *mich* verlassen, weil ich die Angst nicht mehr ertrug, dass er *mich* verließ.«

»Aber du verlässt mich nicht, oder?«

»Was hat das denn damit zu tun.«

»Verlass mich nie.«

Und dann versank alles im Duft der Zitronen, der durch das Fenster hereindrang.

Dieser Junge aus der Dreizehn, der mich in der Pause anstarrte, war eines Tages auf mich zugekommen und hatte mich gefragt, ob ich Lust hätte, am Nachmittag mit ihm einen Spaziergang zur Großen Wiese zu machen. Ich hatte Ja gesagt, wir hatten uns auch am nächsten Nachmittag gesehen und an dem danach ebenfalls. Er hieß Stefano, kam aus dem Nachbardorf, war nicht schön, war etwas anderes, hatte stets wachsame Augen und sprach sehr wenig, aber das, während er zuhörte. Wir hatten vor dem Sommer angefangen, miteinander auszugehen, als ich in der Pension Dolceriva war, rief er mich jeden Abend an, und wir verbrachten eine Stunde am Telefon, ich klemmte am Hörer der Rezeption und plauderte, er hörte zu.

Was sagte ich? Alles, nichts.

Genau wie beim Essen war mir beim Reden das Gefühl abhandengekommen, ob ich wirklich etwas im Mund hatte oder ihn nur nicht leer lassen wollte. Also erzählte ich ihm von den Freunden, die ich am Strand gefunden hatte, von Gabriele, den ich meinen Ex nannte, um vor allem mir selbst einzureden, dass das, was zwischen uns gelaufen war, einen Sinn hatte, auch wenn er mich kaum grüßte, wenn wir uns am Wasser begegneten, denn weißt du, Stefano, vielleicht brauchen wir einen harten Schnitt, um voneinander loszukommen, ich las ihm Seiten aus dem Buch vor, von dem ich mich in jenen Wochen nicht losreißen konnte, *Sturmhöhe*, denn schau, Stefano, es muss außer diesem Leben noch ein anderes geben, wenn Catherine das sagt, trifft mich das ins Herz, dich nicht? Er murmelte etwas, und mir war, als sagte er immer Ja.

Ja, mich auch, ja, Adele, ja ja.

Und so, während das Rauschen der Klospülung das Ende meiner Feste verkündete, zu denen ich mich mit der vor geklauten Mini-Konfitüren, Croissants und Brötchen vom Frühstücksbüfett berstenden Strandtasche ins Bad des Pensionszimmers einschloss, meinen Bauch betastete und mir schwor, es nie wieder zu tun, dachte ich an ihn. Stefano, Stefano. Stefano wird mir helfen, ich werde es schaffen, ihm zu erzählen, wie meine Tage wirklich aussehen, und er wird wie immer zuhören, muss gar nichts sagen, denn vielleicht ist es sein Leben, das mich, weil es auch meines ist, zu retten vermag.

Als ich am selben Abend ins Dorf zurückgekehrt war, war er vorbeigekommen, um mir Hallo zu sagen. Ich wartete darauf, dass er mich endlich küsste, aber nein.

Die Schule war wieder losgegangen und wir hatten wieder angefangen, zur Großen Wiese zu wandern, ich redete über alles, aber nichts zu machen, er hörte zu, nahm nie meine Hand, wenn wir auseinandergingen, lächelten wir einander zu, bis morgen, bis morgen, ohne auch nur unsere Wangen zu streifen.

Wieso ist er so, hatte ich meine Lehrerin Marinelli gefragt. Während meiner ziellosen Runden in jenem Jahr war ich immerhin ihr begegnet. Sie hatte Zappamura ersetzt, und kaum hatte sie die Klasse betreten, mit ihrem langen, schwarzen Haar, das dem einer Indianerin glich, der herrischen Nase und den kleinen Silberringen an sämtlichen Fingern, war sie mir auf geheimnisvolle Weise lieb gewesen, wie es mir nur viele Jahre später mit Elettra und ihren Freunden gehen sollte. Sie stammte aus einem Dorf auf der anderen Seite des Monte Panettone, hatte ihren Hochschulabschluss in Rom gemacht, ein Stipendium für einen Ph. D. in Dantestudien erhalten, doch dann hatte sie plötzlich nach Hause zurückkehren müssen, weil der Vater gestorben war und die Mutter nicht allein bleiben konnte und sie brauchte.

Sie war nicht allen sympathisch, weil ihr nicht alle sympathisch waren.

Fast niemand, um genau zu sein. Sie wurde nervös, wenn ihr Gegenüber, während sie über Catull sprach, nicht ergriffen oder belustigt war wie sie, sie ertrug es nicht, wenn sie jemanden aufforderte, erzähl mir etwas über Ugo Foscolo, und zu hören bekam, Ugo Foscolo kam am sechsten Februar soundso in Zakynthos zur Welt.

Was ist denn das, sagte sie. Würdest du mir so von einem Freund erzählen, wenn ich dich dazu aufforderte? Würdest du damit anfangen, mir zu sagen, wo und wann er »zur Welt kam«, oder würdest du damit anfangen, mir zu sagen, wie er drauf ist, was er denkt, warum er dich nicht kaltlässt und warum du ihm trotzdem nicht restlos über den Weg traust?

Ich bitte euch, Leute, benehmt euch nicht wie eine Hammelherde, pflegte sie zu sagen.

Ich bitte euch, sie trat ans Fenster und zündete sich eine Zigarette an.

Bleibt nicht hier, geht weg, fuhr sie fort und blickte zum Monte Panettone.

Geht weg, und sie sagte es nicht wie mein Vater, mit der Wut eines Menschen, der sich nicht einmal vorstellen konnte, was es jenseits dieses Berges gab – mach Abi, geh weg von hier.

Sie sagte es mit der Verzweiflung eines Menschen, der ganz genau wusste, was jenseits dieses Berges lag, und darauf hatte verzichten müssen.

Die Kommentare, die sie neben die Zensuren meiner Aufsätze und Übersetzungen schrieb, hatten sich sogleich als die persönlichsten Unterhaltungen herausgestellt, auf die ich hoffen konnte, seit Caterina nicht mehr da war.

Einmal sollten wir einen Aufsatz darüber schreiben, welche Unterschiede wir zwischen dem männlichen und dem weiblichen Denken wahrnähmen, und unter meinem hatte sie vermerkt, bist du von deinen Ansichten wirklich überzeugt? Du behauptest, stets eine männliche Seite gehabt zu haben, weil dein Vater sich einen Jungen gewünscht hatte, aber dann ergehst du dich in einer Reihe von Betrachtungen, mit denen du, ohne es zu merken, beharrlich dein Frausein verteidigst.

Ein anderes Mal, zu Beginn der elften Klasse, hatte sie uns eine Seneca-Übersetzung aufgegeben, und ihr Kommentar lautete: Ich glaube, du hast dich verliebt, stimmt's?

Weil ich glaubte, sie meinte Stefano, war ich in der Pause zu ihr gegangen.

Professoressa, wie haben Sie das bemerkt?

Was.

Dass ich verliebt bin. Stefano gefällt mir, echt, aber solange er sich nicht entscheidet …

Aber ich meinte doch den alten Lucius Annaeus, hatte sie lachend gesagt.

Stimmt, den finde ich auch ganz nett, hatte ich lachend geantwortet.

Das hat man deiner Übersetzung angemerkt, du hast instinktiv nach besonders warmen Worten gesucht, um ihn zu übersetzen, als wolltest du ihn umarmen.

Auch wenn diese Ausführung über die Zeit mir Angst macht …

Wieso? Die Vorstellung, dass die Zeit nicht unser Herr, sondern ein Werkzeug in unseren Händen ist, sollte doch Hoffnung geben.

Ich glaube, das kommt auf den Tag an.

Stimmt. Manchmal ist es ziemlich schwierig, die Freiheit als Chance zu begreifen, und ihre Miene verdüsterte sich. Also?

Also?

Also, wer ist dieser Stefano?

Einer aus der Dreizehn.

Nachdem ich fast ein Jahr damit verbracht hatte, sie zu beobachten und auf ihre Kommentare unter meinen Aufgaben zu lauern, hatte ich endlich wieder das Gefühl, nicht mit jemandem zu reden, um mir den Mund zu füllen, sondern um wirklich etwas zu sagen, und ich redete mit ihr. Deshalb war es unwichtig, warum Stefano sich so benahm.

Aber es ist wichtig, dahinterzukommen, ob er dir gefällt.

Klar gefällt er mir.

Sicher? Manchmal sind wir so davon eingenommen, dahinterzukommen, ob wir jemandem gefallen, dass wir uns nicht einmal fragen, ob er uns gefällt. Hast du je Proust gelesen?

Nein. Ich hatte nicht einmal von ihm gehört.

Das solltest du. Im ersten Buch der *Recherche* wird der Hauptfigur Swann klar, dass er alles für eine Frau getan hat. Odette, die, wenn man es recht bedenkt, so schreibt Proust, nicht einmal sein Typ war.

Ich werd's lesen.

Ich bringe es dir morgen mit.

Wenige Tage später hatte ich mich in meinem Zimmer eingeschlossen, lag bäuchlings auf meinem Bett, um mich von einem meiner Feste zu erholen, und las *Auf dem Weg zu Swann*, als meine Mutter, ohne anzuklopfen, hereinkam.

Sie hatte den glasigen Blick wie immer, wenn sie mit ihrer Runde beschäftigt war, aber hielt weder einen Putzlappen noch einen Besen in der Hand, sie hielt gar nichts.

Ade'.

Mama.

Ich möchte, dass du mit ihr sprichst.

Mit wem?

Dieser Frau.

Der längste aller Sonntage stand vor der Tür, und wie alle Sonntage sollten wir ihn nicht zusammen verbringen.

Im Juli sollte die Serie auf Sendung gehen, es brauchte mich nicht mehr, und ich würde mit Frida zu meinen Eltern ins Dorf fahren und dann weiter zu Anitas Mutter, der Mutter von Chris und natürlich auch den Vätern, um mit ihnen Ferragosto in einem Feriendorf an der Küste der Romagna zu verbringen, mit einem Nichtschwimmerbecken plus Rutsche und Aufblasfiguren aus *Mascha und der Bär*.

»Der Sommer ist die Nagelprobe für eine Beziehung mit einem verheirateten Mann«, befand Elettra. Frida war eingeschlafen, ich hatte Elettra eine Nachricht geschickt, und sie war mit den anderen, die wie üblich zum Abendessen bei ihr waren, zu mir heruntergekommen. Wenn wir es schafften, ein paar Stunden zusammen zu verbringen, fingen wir sofort wieder da an, wo wir nie aufgehört hatten, bei dieser Möglichkeit, jede Form von Abwehr oder Selbstwertgefühl beiseitezulassen und nach Lösungen zu suchen oder die Probleme zumindest über Bord zu werfen. Meine hatten in den letzten zwei Jahren allesamt mit Frida zu tun gehabt, und es fiel mir schwer, sie mit ihnen zu teilen, hat man ein kleines Kind, lässt sich ein Problem nur schwerlich bei einer Plauderei nach dem Abendessen lösen, der wir so gern frönten und den wachsenden Fragenberg einer Antwort vorzogen. Hat man ein kleines Kind, ist eine Antwort eine Antwort, sie ist nützlich, und deshalb teilt sich die Welt irgendwann in Menschen auf, die einem diese Antwort geben können, und in solche, die sie einem nicht geben können und deshalb ihrerseits zu einem Problem zu werden drohen: Das ist hart, aber so ist es.

Doch Frida begann zu wachsen, und ich mit ihr.

Wie in manchen Folgen der *Springfield Story*, in der eine Figur, die gestorben war, wir hatten sie sogar sterben sehen, auf einmal wiederauftauchte, war auch die Adeleszentin, die ich aufgegeben hatte, wieder zurückgekehrt. Man musste sie also mit Fridas Mutter bekannt machen, um festzustellen, ob sie sich etwas zu sagen hatten, einander zumindest ansatzweise sympathisch waren, sich gelegentlich auf einen Drink verabreden konnten. Es war Nicola gewesen, der die beiden unfreiwillig hatte aufeinandertreffen lassen. Er hatte die Adeleszentin, Adele Dick und Adele Dünn, dazu aufgefordert, aus ihrem Versteck zu kommen, in das sie sich am Tag der Entbindung geflüchtet hatte, in der Hoffnung vielleicht, sich nicht freischlagen zu müssen, selbst wenn sie selbst nach sich gesucht hätte. Doch Nicola hatte sie gerufen, sie war es, die er wollte, obschon er Adele Mama an sich drückte und vor und nach dem Sex ihren Bauchnabel küsste.

Und so, während die Mamas aus dem Chor aufhörten, ein einziges schauriges, vielköpfiges Tierkreiswesen zu sein, und zu Menschen wurden, zu Anitas Mutter und zu Chris' Mutter, zu der Geschichte, die jede von ihnen in den Hof dieser Kinderkrippe geführt hatte, Tag für Tag für Tag, ergab ich mich dem Argwohn, dass es nicht stimmte und ich nicht ausschließlich zu Fridas Mutter geworden war.

Ich war noch immer das übliche Tierkreiswesen mit mehreren Herzen, ein weiteres hatte ich mindestens, denn ich hatte mich verliebt.

Und die Hoffnung, so zerbrechlich wie die Gebete meiner Kindheit, war, mein verliebtes Herz könnte nun von dem anderen, von Frida eingenommenen Herzen lernen, es könnte endlich jemandem dauerhaft Einlass gewähren, es könnte das Bedürfnis, um immer noch mehr zu betteln, gegen all das eintauschen, was meine Tochter mir über die Liebe beibrachte.

Mit dem Willen, da zu sein, obwohl und gerade weil dieser andere Mensch da ist.

Mit der unmenschlichen und deshalb unverzichtbaren Anstrengung, da zu sein.

»Weißt du, Elettra, ich kann mir meine Beziehung mit Nicola einfach nicht als Beziehung mit einem verheirateten Mann vorstellen.«

»Stell dir vor, was du willst, aber seine Ehe ist keine Ansichtssache.«

»Natürlich nicht. Aber das Vertrauen, das ich in meine Liebe zu ihm gesetzt habe, geht über die Umstände hinaus, in denen wir uns getroffen haben, es ist ein kindliches und zugleich geriatrisches Vertrauen, ich weiß nicht, wie ich's euch erklären soll …«

»So habe ich dich noch nie gesehen«, warf Luca ein.

»Ich auch nicht«, pflichtete Valentina ihm bei, und alle nickten.

»Klar«, ergriff Elettra wieder das Wort. »Ganz offensichtlich hat dieser Dottor Attanasio nichts mit der Galerie unsäglicher Sonderfälle zu tun, durch die Adele uns geführt hat, seit wir sie kennen …«

»Aber Alessandro fand ich nett, komm.«

»Wie bitte, Elise? Ich erinnere dich daran, dass er nach dem Sex jedes Mal sofort unter die Dusche gerannt ist.«

»Das war Marco«, verbesserte ich.

»Sie waren kaum zwei Monate zusammen, da hat Alessandro schon nach einer größeren Wohnung gesucht, um mit Adele zusammenzuziehen.«

»Alessandro war so nett.«

»Und lustig.«

»Also bitte, es reicht.« Alles, was sie sagten, stimmte.

»Jedenfalls hasse ich es, die böse Fee zu spielen, die Dornröschens Fest ruiniert. Ich mache mir nur Sorgen um dich, Adele.« Elettra war wieder zum Angriff übergegangen.

»Wieso?«

»Weil er ein verheirateter Mann ist, so verheiratet, dass er seine Frau nach sechs Monaten nicht und überhaupt nie mehr verlässt.«

»Steht das in den statistischen Handbüchern?«

»Davide, das ist überhaupt nicht witzig. Wie auch immer, könntest du dich mit der Möglichkeit abfinden, dass er bleibt, wo er ist? Und mit der Möglichkeit, dass, eben weil es dich gibt, seine Ehe wieder Fahrt aufnimmt? Das passiert nämlich fast immer.«

»Weil es dir passiert ist, heißt das nicht, dass es Adele passieren muss.«

»Es ist mir passiert, Valentina, aber dir auch und Rodrigo ebenfalls. Wir haben uns in einen Menschen verliebt, der bereits in einer anderen Beziehung steckte, in den ersten Monaten haben wir ihn vielleicht in eine ernste Krise gestürzt, aber dann hat er sein Gleichgewicht gefunden. Und zwischen der schönen Zeit mit uns und dem schlechten Gewissen wegen dieser schönen Zeit kam er wieder gut gelaunt, strahlend und positiv nach Hause. Oder irre ich mich?«

»Nein, du irrst dich nicht«, antwortete Rodrigo. »Aber was mich angeht, hatte diese Geschichte ausschließlich was mit unerträglicher physischer Anziehung zu tun, mehr nicht.«

»Zwischen mir und Nicola ist es, als machten unsere Körper alles von allein, wisst ihr …«

»Aufwachen, Adele. Am Anfang ist das so. Und dann? Was macht ihr, wenn, euch nackt zu sehen, ebenfalls zur Gewohnheit geworden ist? Deshalb reite ich so darauf herum, dass ein Mann seine Familie nie mehr verlässt, wenn er es nach sechs Monaten nicht tut, und nur, wenn man die totale Mattscheibe hat, springt man ins Ungewisse. Aber wenn die Körper aufhören, alles von allein zu machen, und das Hirn wieder anspringt, ist es vorbei.«

»Oder vielleicht zeichnet sich am Horizont eine echte Bindung ab.« Giada war die Einzige, die zu dem Thema aus erster Hand berichten konnte. »Davide und ich sind seit sechzehn Jahren zusammen, von kurzen Unterbrechungen abgesehen. Theoretisch hat Elettra mit allem recht, aber dann kommt der Geruch eines Menschen hinzu, der Moment, in dem man miterlebt, wie ihn etwas zutiefst berührt oder wie er lacht, und plötzlich sieht er nicht älter aus als Frida und man begreift, dass man nie, niemals mehr ohne ihn sein könnte …«

»Und warum bist du dann noch immer so eine Nervensäge und gibst dich nicht einfach mit mir zufrieden?«, fragte Davide, zog sie an sich und küsste sie.

»Weil Kinder allesamt unschuldig und dennoch herzlos sind«, antwortete ich.

Wir schwiegen eine Weile, ich glaube, jeder dachte an ein Kind. Ich dachte an Frida und an das Gesicht, das Nicola machte, wenn er, an mich geschmiegt, ein paar Minuten lang einnickte und dann mit diesem Blick wieder aufwachte, ganz verloren zuerst, oh Gott, wo bin ich, und gleich darauf unübersehbar und rückhaltlos dankbar, dankbar, dass ich und niemand anders neben ihm lag.

»Er sagt, er sei es leid gewesen, getrennt zu leben, aber nicht nur in seinen eigenen vier Wänden von seiner Frau, sondern innerlich getrennt, getrennt von sich selbst. Er sagt, ohne es zu merken, sei Betrügen zur einzig möglichen Art der Beziehung mit einer Frau geworden. Doch mit mir ist ihm klar geworden, dass Treue wie ein Aphrodisiakum wirken kann. Er sagt, das einzig wirkliche Hindernis sei Annamaria, die Tochter, weil sie eine heikle Phase durchmacht, womöglich bleibt sie sogar sitzen.«

»Und was erwartest du von ihm, Adele? Nur das zählt.«

»Ich glaube, Nicola ist für mich eine Chance, es zum ersten Mal zu versuchen, auch wenn es in meinem Alter wohl eher die letzte ist. Egal. Denn durch das, was ich von Frida lerne, fühle ich mich bereit.«

»Bereit wozu?«

»Keine Angst zu haben. Mich mit dem zufriedenzugeben, was er mir und was ich ihm geben kann. Frida und seine Kinder mit ihm aufzuziehen, wenn sie Zeit mit uns verbringen. Mit ihm einzuschlafen und mit ihm aufzuwachen. Wieder und wieder.«

»Aber das tut er doch schon mit einer anderen Frau. Er ist verrückt nach dir, eben weil du keine Frau bist, sondern ein Erlebnis, wenn auch ein fantastisches und unglaubliches, ein Urlaub von einem Leben, das er mit seiner Frau bis zum Erbrechen geführt hat, wieso sollte er also mit dir wieder von vorn anfangen? Begreifst du denn nicht, dass nicht die Menschen das Problem sind, Adele? Sondern das Leben? Die immer gleichen und immer gleichen Tage?«

»Mag sein. Aber Nicola ist sich absolut sicher, dass er seine Frau nicht mehr liebt.«

»Wie lange ist er schon mit ihr zusammen?«

»Achtundzwanzig Jahre.«

»Und was heißt es deiner Meinung nach, einen Menschen nach achtundzwanzig Jahren nicht mehr zu lieben? Ergibt dieser Ausdruck überhaupt einen Sinn? Wer warst du denn vor achtundzwanzig Jahren, wie sahen deine Arme und Beine und Gedanken aus? Ein bisschen anders, klar. Aber es bleiben dieselben. Man kann sie nicht auswechseln, du bist mit ihnen groß geworden. Das klingt hart, ich weiß. Und doch liegt darin eine gewisse Süße. Und von dieser Süße, von dieser Härte, die manchen Ehen innewohnt, werden Streuner wie wir nie etwas verstehen, Adele. Denn sag mir nicht, du hättest nicht irgendeinen Waschlappen auftreiben können, um mit ihm ein Kind zu machen.«

Was hast du also vor, ich bitte dich nur, es mir zu sagen, ich bin es leid, dich nicht anrufen zu können, wenn mir danach ist, denn jetzt gerade ist mir danach, und wenn ich nach dem Abendessen um neun Uhr siebzehn eine Blinddarmentzündung kriege?, dich könnte ich jedenfalls nicht anrufen, vielleicht bin ich nur ein Erlebnis, wenn auch ein fantastisches und unglaubliches, vielleicht sollte ich mir auch erst einen Ehemann suchen und dann wieder zurückkommen: Dann spielen wir in derselben Liga, oder was soll's: Behalt uns alle beide, aber dann musst du auch mich beschützen, nicht nur sie, lass mich spüren, dass ich nicht nur ein Pin-up-Poster bin, sondern dass es mich wirklich gibt, Ehrlichkeit ist das Wichtigste, Dahie, weißt du, wovor ich am meisten Angst habe? Weißt du's? Deinen schönen Worten nicht mehr zu glauben, zu denken, dass sie nicht mehr als die schönen Worte eines Mannes sind, der mit Worten umgehen kann, er tut es beruflich, bezirzt Kinder und Mütter, wieso also nicht auch mich.

Vielleicht hat Gemma alles durchschaut, morgen rede ich mit Gemma, ich würde ihr lieber nicht von dir erzählen, weil ich nicht will, dass das Feuer unserer Ehekrise auf deine Präsenz übergreift, ich werde ihr alles sagen müssen, Annamaria hat wieder eine Sechs kassiert: Bestimmt bleibt sie sitzen, Annamaria hat eine Drei bekommen: Vielleicht schafft sie es, Francesco hat Geburtstag: Ich kann heute Abend nicht mit Gemma sprechen, heute Nacht habe ich auf dem Sofa geschlafen, nächstes Wochenende müssen wir mit Freunden nach Gardaland fahren, die Kinder haben sich so drauf gefreut.

Je näher die Ferien rückten, desto nervöser wurden wir und redeten aufeinander ein.

Die Aussicht, uns Anfang Juli voneinander zu verabschieden und uns, wer weiß, wann – Ende August? – wiederzusehen, kam uns beiden unnatürlich vor.

Aber ich konnte Frida nicht dazu zwingen, in Rom zu bleiben, während die Krippe geschlossen war und die Hitze immer drückender wurde, um darauf zu warten, dass Nicola ein-, zweimal die Woche in der Mittagspause bei mir vorbeischaute, bis er dann im August wegfahren würde.

Und er konnte sich nicht ausgerechnet vor dem Sommer von Gemma trennen.

»Annamaria zählt die Tage, bis wir endlich runter ans Meer zu meinen Eltern fahren. Segne sie: Sie liebt es, in meinem alten Kinderzimmer zu schlafen, und außerdem hat sie dort ihre Clique, die Freunde … Letztes Jahr haben wir zusammen einen Tauchkurs gemacht, sie, Francesco und ich, weißt du.«

»…«

»Aber ich werde ständig an dich denken, Hieda. Mehr noch. Ich werde durch deine Gedanken leben.«

»Es gibt auch Leute, die an Gott glauben und trotzdem ihr Leben leben.«

»Was hat denn Gott damit zu tun, du bist mein irdisches Hohelied.«

Seine Art, sich so anders auszudrücken als alle anderen, so vulgär manchmal, aber sich selbst stets treu und vor Zitaten strotzend, so unverwechselbar südlich und vertraut, aber auch geheimnisvoll und unvorhersehbar, die mir bei unserer ersten Begegnung in seiner Praxis ans Blut geklopft hatte, wurde mir allmählich zu viel.

»Und während du mich irdisch besingst, denkst du daran, was ich tun werde, wie es mir geht, allein mit Frida zwischen all den glücklichen Familien?«

»Sicher, und es wird eine Qual sein. Darum rede ich im September mit Gemma.«

»Um ihr was zu sagen?«

Dass wir uns ein Ultimatum setzen müssen, dass wir einen neuen Weg finden müssen, um uns weiterhin zugetan zu bleiben, dass ich eine andere liebe, dass es keine andere gibt, aber ich so nicht mit ihr weitermachen möchte, fing er wieder an, auf sich einzureden.

Bis eines Abends, wenige Tage vor meiner Abreise, zur Essenszeit, in der ich normalerweise nicht einmal auf eine Nachricht hoffen konnte, mein Telefon klingelte.

»Hallo.«

»Hieda.« Er klang, wie meine Eltern klangen, wenn sie nicht wollten, dass wir sie hörten. Als hätte er Watte im Mund.

»…«

»Wartet morgen um neun unten vorm Haus.«

»Aber es ist Samstag.«

»Eben. Ich komme euch abholen, wir fahren aufs Land, ich kenne da einen Agriturismo, Frida wird begeistert sein, es gibt sogar Enten, Kaninchen, Pferde. Wir bleiben bis Sonntagabend dort. Hast du Lust?«

Klar.

Klar hatte ich Lust.

Nach dem ersten, schicksalhaften Praxisbesuch hatte Frida Nicola nur ein einziges Mal wiedergesehen, als sie an Händen und Füßen Pusteln bekommen hatte und er vorbeigeschaut hatte, um einen Blick darauf zu werfen. Aber jeden Morgen, wenn ich gerade wach wurde und noch halb schlief, kamen sie und er mich zusammen besuchen. Ich sah sie ein Eis aus derselben Waffel essen, lesen lernen, ich sah sie in ein Haus gehen, das ich nicht genau erkennen konnte und doch wusste, dass ich darin auf sie wartete.

Doktorfreund, sagte sie, als er aus dem Auto stieg. Und lächelte ihn an.

Er hatte einen Kindersitz auf der Rückbank befestigt, womöglich der alte von Annamaria oder von Francesco, vielleicht von beiden, erst von ihr und dann von ihm, dachte ich.

Und diese kleine Plüschkarotte? Wer hatte sie an den Rückspiegel gehängt? Francesco? Annamaria?

Aber den Wunderbaum mit Pfirsichduft hatte garantiert Gemma ausgesucht.

Diese Feuchtigkeit.

Endlich saß ich in seinem Auto, mit meiner Tochter und mit ihm, auf dem Weg zu einem gemeinsamen Ausflug, nur wir drei, und das Einzige, woran ich denken konnte, war, wer sich nicht in diesem Auto befand.

Die Präsenzen.

Sie waren zurückgekehrt, und wieder war es mir unmöglich, der Versuchung zu widerstehen, mit ihnen Verstecken zu spielen.

Aber Nicola lächelte. Er nahm meine Hand, griff nach hinten, um Fridas Fuß zu streicheln, segne sie.

War das auch Urlaub von seinem Leben, so zu tun, als wäre er mein Lebensgefährte und Fridas Vater, war es ein Bluff? Oder waren diese zärtlichen Gesten ein Versprechen? Ich wusste es nicht.

Heute Nacht weiß ich, dass er es selbst nicht wusste.

Doch er hatte denselben Blick, wie wenn er plötzlich erwachte und mich noch immer neben sich fand.

Er war dankbar, glücklich.

Als wir ankamen und Frida mit torkelnden Schritten auf eine Henne zuflitzte, war ich auch dankbar und glücklich.

Wie ich es vielleicht nie gewesen war, vielleicht nie mehr sein werde.

Dankbar und glücklich wie meine Tochter, die zu dieser Henne flitzte und dann zu einem weißen Pferd und hinter zwei Enten her, die den rauschenden kleinen Bach jenseits des Agriturismo entlangschwänzelten.

Dankbar und glücklich wie jemand, dem nicht mehr allzu viele Tage, Monate und Jahre bleiben, die er um Erlaubnis bitten könnte, dankbar und glücklich zu sein, dankbar und glücklich wie jemand, der von gestern keine Ahnung hat und sich erst recht nicht fragen kann, was morgen passiert.

Als Frida nach dem Mittagessen in einem Reisebettchen am Fußende des Doppelbettes einschlief, fing er an, mich sanft zu lecken, und ich weiß nicht, was mich mehr verwirrte, dass wir in diesem Zimmer zu dritt waren, eine Frau, ein Mann und ein kleines Mädchen, oder dass sich der Mann an mich schmiegte, und nicht das kleine Mädchen, das mir seit zweieinhalb Jahren im Schlaf nicht von der Seite wich.

»Hieda meines Staunens.«

»Dahie.«

»Was hast du?«

»Das ist alles neu für mich.«

»Für mich auch. Ich habe Gemma noch nie so angelogen, weißt du.«

»Wie meinst du das?«

»Gemma hat meinen Terminkalender, sie erinnert mich jeden Morgen daran, wo ich hinmuss und was ich zu tun habe, und ich habe meine Lügen immer zwischen diese Termine geklemmt. Aber ich habe mir nie einen Termin ausgedacht.«

»Du hast den Kalender nie betrogen …«

»Genau.«

»Wie hat Gemma reagiert?«

»Nicht gut. Ich habe ihr gesagt, ich würde mit ein paar Professoren das Ende des Studienjahres feiern, sie wollte die Adresse haben und schlug vor, mit den Kindern nachzukommen.«

»Und du?«

»Ich habe es ihr verboten. Ich habe ihr gesagt, die Spannungen zwischen uns hätten nicht zuletzt etwas mit ihrem Kontrollwahn zu tun.«

»Und sie?«

»Sie hat mich darauf hingewiesen, dass wir in zwei Wochen seit fünf Jahren nicht mehr miteinander schlafen.«

»Und du?«

»Ich habe dagegengehalten, sie könne doch existenzielle Fragen nicht so beckmesserisch angehen. Aber ich habe mich als der elende Wurm gesehen, der ich bin. Einer, der die Frau, mit der er sein

Leben teilt, nicht befriedigen kann, aber weiterhin sein Leben mit ihr teilt und die Frau, die er liebt, deshalb leiden lässt.«

»Wie hat sie reagiert?«

»Ich weiß es nicht mehr, meine Nerven haben geglüht, und dann ist sowieso Annamaria gekommen.«

»Wie geht es ihr?«

»Vielleicht rutscht sie in Griechisch und Latein in die Nachprüfung, wenigstens würde sie dann das Jahr nicht verlieren. Aber sie steht ständig unter Strom, gibt patzige Antworten, piesackt Francesco …«

»Hat sie eine Freundin, bei der sie sich aussprechen kann?«

»Sie sagt, das gelingt ihr nur bei mir. Morgen Abend gehe ich mit ihr eine Pizza essen, dann schauen wir mal. Ich habe das Gefühl, sie steht auf jemanden, vielleicht auf einen Jungen, vielleicht auf ein Mädchen, bei all dem Gerede über Geschlechtsidentität, mit dem sie plötzlich angefangen hat … Aber ich glaube, sie spürt den unüberwindlich tiefen Riss zwischen mir und ihrer Mutter.«

Ich war gerade in seinen Mund gekommen, wir waren nackt, hätten uns von Fridas Atem, dem Zirpen der Grillen, dem Murmeln des Flusses wiegen lassen können, stattdessen zog ich es wieder einmal vor, mit den Präsenzen Verstecken zu spielen und ihn zum Mitspielen aufzufordern.

Francesco, Annamaria.

Gemma.

Annamaria.

Gemma.

Die, als könnte sie hören, dass wir sie riefen, uns anrief – ihn anrief.

»Hallo?« Ich hatte seine Stimme nie gehört, wenn er mit ihr sprach. Es waren nur Satzfetzen, aber die waren eindeutig. Es war dieselbe, die seine. Und noch immer habe ich nicht verstanden, ob es Trost oder Hohn ist, dass die Menschen, die wir lieben, stets sie selbst bleiben, auch während andere sie lieben.

»Ja, ja. Alles bestens. Der Ort hier ist echt schön. Ihr?« Er stand auf, schnappte sich ein Handtuch aus dem Bad, wickelte es sich um die Hüften, trat auf den kleinen Balkon hinaus, zog die Tür hinter sich zu, kam eine Viertelstunde später wieder herein und fand mich angezogen.

»Frida könnte jeden Moment aufwachen.«

»Stimmt.« Er schloss mich in die Arme. »Ich liebe dich, Hieda.« Er zog sich ebenfalls wieder an.

Nachdem Frida aufgewacht war, machten wir einen Spaziergang am Fluss entlang, während sein Telefon nicht aufhörte zu klingeln.

Um vier, weil Annamaria mit zwei Klassenkameradinnen ins Kino wollte, Gemma hatte ihr gesagt, erst solle sie Hausaufgaben machen, sie hatte angefangen zu schreien, woraufhin Gemma ihr gesagt hatte, sie solle ihren Vater anrufen und die Sache mit ihm klären.

Um zehn nach vier, um zwanzig nach vier, um zwanzig vor fünf, um fünf, weil ein Kind einen seltsamen Reflux hatte, ein anderes auch, eines hatte Husten, eines hatte seit drei Tagen nicht mehr gekackt, und die Mütter rätselten, Dottore, was kann das sein.

Um halb sechs, weil Annamaria am Ende doch ins Kino gegangen war, obwohl Nicola sie gebeten hatte, zu tun, was Gemma sagte, woraufhin die sich abreagieren musste, sogar Beruhigungstropfen hatte sie nehmen müssen, sie drang einfach nicht mehr zu ihrer Tochter durch, er aber schon, wie stellte er das an?

Um fünf Uhr fünfunddreißig, vierzig, wieder Mütter.

Um sechs, weil das Spiel anfing und Francesco gewohnt war, es mit ihm zu sehen, er wollte ihm wenigstens die Mannschaftsaufstellung von Juve durchgeben.

Wieder Mütter, Mütter.

Um Viertel vor acht, weil Francesco den Ausgang des Spiels bereden wollte.

Um neun, weil Annamaria nach Hause gekommen war und Gemma um Entschuldigung gebeten hatte, sie wollte sich auch bei ihm entschuldigen.

Jedes Mal, egal, ob wir noch am Fluss waren oder im Hof, um die Enten zu füttern, kehrte Nicola uns beim ersten Klingelton blitzartig den Rücken zu, ging beiseite und verschwand, dann tauchte er wieder auf, um sofort wieder ganz für mich und Frida da zu sein, aufmerksam, freundlich, neugierig, lustig.

»Wo geht der Doktorfreund hin?«, fragte Frida.

»Er spricht mit Kindern, die ein Aua haben und ihn anrufen, damit er ihnen ganz viele Küsschen schickt, denn das sind Zauberküsschen, und dann haben sie kein Aua mehr.«

Meine Tochter blickte mich mit ihren dunklen, tiefen Augen an, die so anders sind als meine und vielleicht denen des Mannes ähneln, den wir niemals kennenlernen werden, sie blickte mich an und tat das, was wir alle in dem Alter zu tun lernen: Sie tat so, als würde sie verstehen, sie tat so, als würde sie nicht verstehen. Sie riet recht, sie riet schlecht.

Nach dem Abendessen zog ich mich mit ihr auf unser Zimmer zurück, um sie ins Bett zu bringen, er wartete im Hof auf mich, und als ich zu ihm kam, war er wieder am Telefon.

»Was ist diesmal passiert?« Ich versuchte zu lächeln.

»Sie wollten mir Gute Nacht sagen. Ist Frida eingeschlafen?«

»Ja, sie ist völlig erledigt.«

»Wie geht es dir, Hieda?«

»Dir?«

»Ich bin, wo ich sein will, kommt mir vor wie ein Wunder.«

»Nicola.«

»Ich höre.«

»Siehst du dich eigentlich?«

»Was sollte ich sehen?«

»Von wegen, Dahie. Du hast den ganzen Tag mit Alleda verbracht.«

»Das ist mein Job.«

»Als Kinderarzt oder als Familienvater?«

»Was zählt, ist, dass ich hier bin, sonst nichts, dass ich mit dir zusammen bin.«

»Aber wenn du da bist, sonst nichts, darf ich nicht einmal daran denken, dich anzurufen.«

»Warum bist du so?«

»So wie?«

»Wie Signorina Noch Mehr. Kaum hat sie das, was sie sich mehr als alles in der Welt zu wünschen glaubte, muss sie es sofort niedermachen und wieder die Habenichts hervorkehren.«

Es stimmte.

»Du bist es, der mir nichts zu essen gibt, du bist es, der mich zum Betteln zwingt.«

Auch das stimmte.

»Reicht dir denn nicht, was ich getan habe, um dieses Wochenende mit dir und Frida zu verbringen?«

»Du bist nicht hier bei uns, du bist da bei ihnen.«

»Lass uns aufs Zimmer gehen und miteinander schlafen.«

»Wieso fährst du nicht nach Hause, überraschst deine Frau, schlüpfst mit ihr ins Bett und vögelst sie?«

»Hieda, bitte.«

»Ihr seid schuld.«

»Wer?«

»Du und deinesgleichen. Denn es gibt Menschen, die es hinkriegen, eine Familie zu gründen, klar gibt es die, die erkennt man: Zum Beispiel Anitas Mutter und ihr Mann sind solche, das erkennt man schon am Fußabstreifer, dass sie gern so leben, wie sie es tun, dass sie es schaffen, zusammenzubleiben, aneinander festzuhalten, und dann gibt es Menschen wie mich, die es ganz offensichtlich nicht hinkriegen. Dann gibt es Menschen wie dich, Nicola, die es auch nicht hinkriegen: Sie haben einen zu großen Erlebnishunger im Herzen, zu viel Fantasie im Kopf. Aber würdet ihr es euch eingestehen, wäre das eine Katastrophe, und was dann? Ihr müsstet Glücksexperimente machen, wieder und wieder danebenliegen, es bräuchte Ausdauer, es bräuchte Zeit, und die habt ihr nun wirklich nicht: Schließlich müsst ihr arbeiten, und sich darauf einzulassen, einen eigenen Weg zu finden, um nicht einsam zu krepieren, ist viel zu mühsam, da greift man doch lieber zur Fertiglösung. Also gründet ihr trotzdem eine Familie, aber achtet darauf, Frauen zu heiraten, die ihr nicht gern vögelt und auf die ihr euch folglich verlassen könnt, denn einer sexuellen Obsession zu trauen, ist beileibe nicht ohne. So aber könnt ihr ganz beruhigt sein, dass sie brav an ihrem Platz bleiben, während ihr unfähig und fähig seid, an eurem zu bleiben, ihr geht und kommt wieder, und jedes Mal, wenn ihr geht, jedes Mal, wenn ihr wiederkommt, werden die Ärmsten, die auf euch warten, noch unvögelbarer. Sie bleiben den ganzen Tag im Nachthemd, werden dick, besaufen sich an Beruhigungstropfen.«

»Hör auf.«

»Die haben ihre Frauen wenigstens gevögelt.«

»Wer die, von wem redest du?« Er war mir gegenüber noch nie laut geworden.

»Von meinem Vater und seinesgleichen.« Ich war ihm gegenüber auch noch nie laut geworden. Die Betreiberin des Agriturismo steckte den Kopf in den Hof und machte uns ein Zeichen, leise zu sein. Wir kehrten auf unser Zimmer zurück, wo Frida, genau wie heute Nacht, seelenruhig weiterschlief.

Nicola versuchte, mich zu küssen, ich ließ ihn nicht.

»Solche wie mein Vater haben ihre Frauen wenigstens gevögelt, und sei es nur zweimal im Jahr, wenn der Haussegen richtig schief hing. Ihr nicht, nicht einmal die Mühe macht ihr euch noch. Statt euren Schwanz gebt ihr euren Frauen euren Terminkalender als Pfand, so haltet ihr auch eure Geliebten an der kurzen Leine, die ihr dafür mit Worten überschüttet. Solche wie mein Vater haben ihren Geliebten wenigstens keine Versprechungen gemacht, sie hätten gar nicht gewusst, woher sie die Worte nehmen sollten, sie haben weder Freud noch Winnicott oder den heiligen Augustinus um Erlaubnis gefragt, sich aufführen zu können, wie sie wollten. Ihr schon, und obendrein wollt ihr auch noch ganz dringend an eure Worte glauben, denn das Gelöbnis ist heutzutage alles, es ist sogar mehr wert als der Fick. Und was macht ihr zwischen einer Ohnmacht und dem nächsten Zitat? Ihr widmet euch mit Haut und Haaren euren Kindern, vor allem euren Töchtern. Sie dürfen euch anrufen, wann es ihnen passt, ganz egal, was ihr gerade tut, wo ihr seid, ihr seid dort und trotzdem hier, rundum verfügbar, aber wenn ihr dann wirklich mit ihnen zusammen seid und es am schönsten ist, werdet ihr wieder ganz kribbelig: Das ist der unwiderstehliche Drang, euren Geliebten eine Nachricht zu schicken. Derweil öffnen eure Töchter euch ihr Herz, ihr nickt, versteht alles, immer, Hauptsache, ihr macht euch beliebt, ihr weist sie zurecht, aber das ist nicht ernst gemeint, sie bleiben sitzen?, was soll's, ihr ladet sie auf eine Pizza ein und meldet euch zum gemeinsamen Tauchkurs an … Was wollt ihr von ihnen? Sollen sie euch das Gefühl geben, fair und großzügig und unwiderstehlich zu sein, das euch eure von der Demütigung ihres breiter werdenden Hinterns niedergedrückten Frauen nicht mehr geben können und eure in einen Terminkalender geklemmten Geliebten früher oder später nicht mehr geben wollen? Aber vielleicht habt ihr recht, weißt du, vielleicht macht ihr's richtig. Denn so werden eure Töchter irgendwann alle wie Deliverù. Dünn, wenn sie dünn sind, dick, wenn sie dick sind, adoleszent, wenn sie adoleszent sind, passt schon. Wenn ihr Angst habt, ihnen Angst zu machen, wenn euch bei ihnen nie der Kragen platzt, wird ihnen auch nie der Kragen platzen, sie landen nicht unbedingt in einer Klinik für Essstörungen, im Gegenteil, sie werden täglich ihr Essen posten, sich einen schnuffigen Freund suchen, ihn heiraten und haargenau so eine Familie gründen, wie ihr sie habt, die fahren bestimmt nicht nach Alicante und lassen sich allein eine Tochter machen. Und vor allem werden sie sich nie verlieben. Nie. Nicht einmal in euch, denn niemand kann sich in jemanden verlieben, der nicht verschwinden kann, wenn er verschwindet, und der, wenn er da ist, zu allem Ja sagt. Sie mögen euch echt gern, ihr seid ihnen sympathisch, aber sie werden sich nicht verlieben. Sie hocken da, hin und wieder ein bisschen nervös, wenn sie ins Kino gehen wollen, obwohl sie eigentlich lernen sollten, aber das ist sofort verflogen, am Ende gehen sie trotzdem ins Kino, sie hocken da, in ihrem Zimmer, und suchen nach dem besten Licht für ein Selfie. Die Glücklichen. Weißt du was, Nicola? Die Glücklichen: Töchter von Menschen wie dir können sich glücklich schätzen. Denn wen kratzt schon die Liebe, sie lässt den, der sie schon hat, nur noch hungriger danach werden.«

»Du kannst anderen Leuten nicht ihr Leben erklären.«

»Und wieso nicht, was machst du denn in deinen Büchern?«

»Adele, es reicht.«

»Ihr macht die Hungrigen nur noch hungriger.« Meine Stimme brach.

»Auf wen bist du denn so sauer?«

»Auf niemanden.«

Auf ihn, meinen Vater, auf jedes menschliche Wesen, das uns verliebt macht. Ich wollte Gemma sein, ich wollte Annamaria sein, ich wollte Gemma und Annamaria retten. Meine Mutter, mich. Frida.

»Woher kommt denn diese Wut?«

Woher kam sie, woher kommt sie?

Woher kommt unser aller Wut?

Von dem, was wir nicht hatten, von dem, was wir hatten. Wir Signorine Noch Mehr Habenichts, wir alle.

Ich klammerte mich an ihn und fing an, in die Watte und in seinen leichten Pulli zu weinen. Wir legten uns hin, er streichelte mein Haar, die Wangen, die Arme.

»Ich liebe dich«, sagte er immer wieder, bis ich einschlief, oder vielleicht schlief er ein, ich weiß es nicht mehr. Doch als ich die Augen wieder aufschlug, graute der Morgen und er saß vornübergebeugt am Schreibtisch des Zimmers.

»Was machst du?«

»Ich habe einen Brief an dich geschrieben, als du klein warst.«

»...«

»Liebe Kleine Adele, ich möchte mich bei Dir bedanken für all das, was Du für die Frau getan hast, die zu treffen ich das unverhoffte Glück hatte. Du warst wirklich mutig, weißt Du das? Aber jetzt, entschuldige, wäre es schön, wenn Du Deiner Wege gingest und die Frau, die zu treffen ich das unverhoffte Glück hatte, ihre eigenen gehen lässt. In grenzenloser Zuneigung, Nicola.«

Er ließ mich auf seinen Knien Platz nehmen.

»Los, lass uns gehen, bevor Frida aufwacht.«

»Wohin?«

»Hinters Haus. Wir werfen den Brief in den Fluss und hoffen, dass er ankommt.«

Wir gingen hinaus, die Luft war rosa, die Enten, die Pferde und das Gras schliefen, alles schlief noch.

»Danke, verzeih und lebe wohl, Kleine Adele«, sagte er. »Los, wiederhol es.«

»Danke, verzeih und lebe wohl, Kleine Adele«, wiederholte ich.

Er faltete den Zettel, warf ihn ins Wasser, der Fluss schnappte danach und trug ihn mit sich fort.

Wie zwei Schlafwandler gingen wir durch den Morgen, einzig darauf bedacht, was Frida anfassen, anschauen, ausprobieren wollte.

Während sein Telefon vom Frühstück bis zum Einbiegen auf den Zubringer nach Rom unablässig klingelte. Denn Annamaria wusste nicht mehr, wo der Schlüssel für das Fahrradschloss war, Gemma wollte ihn daran erinnern, dass der Sohn seiner Cousine Geburtstag hatte, Francesco tat ein Ohr weh, Annamaria war der Unterschied zwischen dem Ablativus absolutus und dem Ablativus instrumentalis nicht klar.

Die manchen Ehen innewohnende Härte.

Die ihnen innewohnende Süße.

Elettra irrte sich: Es stimmt nicht, dass ich nichts davon verstand.

Ich verstand alles, verstand nur zu gut.

Ich mochte der ahnungslose Star der vulgärsten und beliebtesten Realityshow geworden sein, die erste Habenichts mit Hochschulabschluss, die Königin einer Sendung, die eine ganze Generation geprägt hat und die auch weiterhin meinen Namen trägt, ich mochte in die größte aller Städte gezogen sein, aufgehört haben, Supermärkte zu plündern und dann zu kotzen, ich mochte allein eine Tochter bekommen haben und glauben, mich endlich mit dem begnügen zu können, was Nicola mir würde geben können, ich mochte versuchen, Flüssen zu trauen.

Doch wenn ich, zurück von diesem Wochenende und kaum wieder mit Frida allein, noch ehe ich ihr die Schühchen auszog oder unseren Koffer auspackte, auf Gemma Losaccos Facebook-Seite ging, weil sie ihr Profilfoto mit dem zusammengebundenen Haar und der Sonnenbrille vielleicht durch ein anderes, aufreizenderes ersetzt hatte, um ihren über das Wochenende verreisten

Mann eifersüchtig zu machen, und dann Annamaria Attanasios Seite aufrief, die, wie ihre Mutter, ein gesperrtes Profil hatte, aber auf dem Foto zumindest keine Sonnenbrille trug, die Zunge herausstreckte und die langen, grünen Augen verdrehte, die genauso aussahen wie die ihres Vaters, was hatte sich dann seit jener Silvesternacht neunzehnhundertzweiundneunzig geändert?

Nichts.

Nur, dass ich jetzt diejenige war, die vor dem Fenster stand.

Leider ich.

Zum Glück ich.

Die Adresse hatte mir meine Mutter gegeben.

Ich fragte mich nicht, woher sie sie kannte, und seit ich Nicola getroffen habe, ist es mir klar: Piazza Vittorio Emanuele II 34, rechter Aufgang, dritter Stock, ich bin nie dort gewesen, aber wo die Familie Attanasio wohnt und wo sie sich jetzt, da alle zu Hause bleiben müssen – in den letzten Abendnachrichten wurde es Lockdown genannt –, verbarrikadiert hat, weiß ich, habe es immer gewusst.

Rita hingegen wohnte in der Via Sant'Antonio 5, erster Stock.

In der Kleinen Stadt natürlich.

Der Überlandbus durchquerte den Buchenwald, fuhr an den aufragenden Kalksteinfelsen vorbei, ließ den Monte Panettone hinter sich, wie oft war ich diese Strecke gefahren, hin und zurück, ich hätte jede Kurve und jede Felsnase mit geschlossenen Augen beschreiben können, doch jener Sonntagmorgen erschien mir anders und sogar der Himmel neu, als gehörte all dieses Zeug nur ihm, wenn er den Buchenwald durchquerte, an den aufragenden Kalksteinfelsen entlangfuhr und den Monte Panettone hinter sich ließ, um sie zu treffen.

Die mir die Tür in schwarzen, knielangen Leggings und einem lila T-Shirt mit einem großen Paillettenherz darauf öffnete. Sie sah aus, als hätte sie sich als eine meiner Klassenkameradinnen beim Sportunterricht verkleidet, doch der Körper war der einer Dame, zumindest schien es mir so, und im Sammelalbum, das sich heute Nacht von selbst geöffnet hat, bleibt sie so und wird immer so bleiben: das Sammelbild einer Dame. Auch wenn sie in Wirklichkeit mindestens fünf, sechs Jahre jünger war als ich jetzt, während ich mich im Bett und in dieser ewigen Adeleszenz hin und her wälze. Der große Busen, der frei unter dem T-Shirt wogte, war nicht mehr ganz straff, das wieder erblondete Haar wurde von einer Klammer zusammengehalten, sie sah noch ganz verschlafen aus, ihre blaugrauen Augen waren nicht geschminkt und wurden bei meinem Anblick ganz weit, als würde sie ein Gespenst sehen.

Eine Präsenz.

Guten Tag, sagte sie, ihre Stimme klang anders, als ich erwartet hatte, wie ein kleines Mädchen, das raucht.

Guten Tag.

Ist ihm was passiert?

Nein, ihm geht's gut.

Sie legte eine Hand aufs Herz, wie um zu sagen, ein Glück, also, was gibt's?

Also, meine Mutter will, dass ich mit Ihnen rede.

Sie bedeutete mir hereinzukommen. Obwohl fast Mittag war, waren die Rollläden noch heruntergelassen, sie knipste das Licht an, es roch nach Eiern und Talkumpuder, das kleine Wohnzimmer ging nahtlos in den Küchenherd, das Spülbecken, den bauchigen Kühlschrank über, der genauso orange wie der Teppichboden war. Der Fernseher stand auf dem Boden, darauf ein wackeliger Turm Zeitschriften, davor ein rot-weiß kariertes Sofa, auf dem eine zusammengeknüllte Fleecedecke und eine aschgraue Katze lagen, die sich die Pfote leckte. Auf einem niedrigen Tischchen neben dem Sofa standen eine Bierdose und ein mit Soßenresten verklebter Teller. An den Wänden reihten sich Fotos, auf denen immer nur sie zu sehen war, blond, dunkel, kastanienbraun, an die Katze, einen Pastore Maremmano, eine andere Blondine geschmiegt, auf dem Gipfel des Monte Panettone, unter dem Eiffelturm mit einem Mann, der aussah wie eine Frau oder vielleicht eine Frau war, die wie ein Mann aussah, auf keinem meinte ich meinen Vater zu sehen. Sie nahm die Katze auf den Arm, setzte sich, und ich setzte mich neben sie.

Sie deutete auf die Fleecedecke, hin und wieder schlafe ich doch glatt hier ein, außerdem gab es gestern Abend *Chi l'ha visto?*, ich bin ganz verrückt nach *Chi l'ha visto?*, magst du die Sendung auch?

Sie ist sehr interessant, antwortete ich.

Ja, wirklich.

Genau.

Du bist groß geworden.

Ich habe ein bisschen zugelegt.

Wenn überhaupt, bist du ein bisschen abgemagert. Aber du wirst ein echt hübsches Mädel.

Danke.

Willst du Saft?

Machen Sie sich keine Umstände.

Wasser?

Nein, danke.

Noch immer streichelte sie die Katze, ich wusste nicht, wo ich hinschauen sollte, mein Vater war nicht auf diesen Fotos, aber er war überall, ich sah ihn die Rollläden hochziehen, sie herunterlassen, den Fernseher einschalten, sich die Schuhe ausziehen, die Beine ausstrecken, die Katze streicheln, auch wenn der Rocco Habenichts, den ich kannte, nie ein Tier angefasst hatte.

Adele, sagte sie.

Signora, sagte ich.

Nenn mich Rita.

Signora, sagte ich noch einmal.

In Ordnung, sie stand auf und ging zum Herd. Kaffee?

Nein, danke.

Wenn ich nicht gleich nach dem Aufwachen einen Kaffee kriege, geht bei mir gar nichts, sie setzte die Mokkakanne auf.

Auf einem Schwarz-Weiß-Foto war ein zur Erstkommunion herausgeputztes kleines Mädchen zu sehen, ob das auch sie war? Ja, die Himbeernase war dieselbe.

Bitte entschuldige wegen dieser Sache damals am Meer.

Und wegen Silvester, sagte ich, aber zu dem verschleierten Mädchen, denn ich betrachtete noch immer das Foto.

Auch wegen Silvester, ja. Es kommt nicht mehr vor, die Mokkakanne begann zu gurgeln, sie zündete sich eine Zigarette an, goss sich Kaffee in ein Tässchen, in einem anderen drückte sie die Zigarette aus.

Aber ich, mein Blick wanderte zu ihr und die Worte blieben mir im Mund stecken.

Du was, sie blickte mich mit diesen großen Augen an. Seltsam und sanft. Groß, seltsam und sanft, so waren sie.

Ich.

Du.

Meine Mutter.

Deine Mutter …

Meine Mutter ist mit den Nerven am Ende, sie hält's nicht mehr aus. Sie müssen unbedingt aus dem Leben meines Vaters verschwinden. Ich hatte es geschafft, ich hatte es gesagt.

Hat sie dir diese Worte in den Mund gelegt?

Nein, sie hat mich nur gebeten, Sie zur Vernunft zu bringen, die Worte sind von mir.

Weiß dein Vater, dass du hier bist?

Ich glaube nicht.

Warum spricht deine Mutter nicht mit ihm, statt dich loszuschicken, um mit mir zu reden?

Das spielt keine Rolle, obwohl es das tat.

Hör mal, Ade', sie setzte sich wieder neben mich, löste sich das Haar, nahm es wieder zusammen. Ade', ich hab 'nen Schmuckladen mit einer Geschäftspartnerin, manche Stücke denke ich mir aus, ich entwerfe sie und stelle sie auch her, mit meinen eigenen Händen, den Leuten gefällt's, ich sage dir nur, dass ich neulich eine Kette und ein Armband an eine Frau verkauft habe, die einen aus Neapel geheiratet hat, und sie von ihrer Schwester, die hier wohnt, abholen ließ. Euer Geld brauche ich gewiss nicht, dein Vater hat mir nie eine Lira gegeben.

Das ist nicht der Punkt, war er das nicht? Für mich nicht.

Sie hat sich die nächste Zigarette angezündet, weißt du, Ade', ich habe keine Kinder und werde in meinem Alter wohl auch keine mehr kriegen, aber …

Sehr gut, unterbrach ich sie.

Sehr gut?

Ja, sehr gut, dass Sie keine Kinder kriegen.

Meine Geschäftspartnerin sagt auch, sie könnte sich mich als Mama niemals vorstellen, sie fing wieder an, die Katze zu streicheln.

Das wollte ich nicht sagen, das würde ich mir nie erlauben.

Ach was, nicht der Rede wert.

Ich wollte sagen, dass es zwecklos ist, Kinder zu kriegen, wenn man sie kriegt, aber so tut, als hätte man keine, und sich weiter so benimmt, wie's einem gerade passt.

Du sprichst doch nicht etwa von deinem Vater?

Ich zuckte mit den Achseln, von wem sonst.

Dein Vater lebt für euch, Ade'. Und vor allem für dich, für dich hat er eine echte Schwäche, kann man verstehen, sie lächelte, ein trauriges Lächeln.

Jedenfalls werde ich nie ein Kind bekommen. Nie. Ich lege mir höchstens auch eine Katze zu.

Auch Polvere hat seine Ansprüche, glaub mir. Stell dir vor, wenn Rocco kommt, macht er mir manchmal Eifersuchtsszenen, weil, sie hielt inne. Entschuldige, du bist die Letzte, der ich so etwas erzählen sollte.

Wieder zuckte ich mit den Achseln.

Wie gesagt, ich habe keine Kinder, und mit kleinen Kindern kann ich nicht umgehen. Aber du und deine Brüder seid mir ans Herz gewachsen, weißt du? Auch wenn Rocco mir nie etwas erzählt, bloß nicht, für ihn seid ihr und eure Mutter heilig.

Und warum ist er dann mit Ihnen zusammen?

Also, das hat er mir von Anfang an klipp und klar gesagt, seine Teresina verlässt er nie. Etwas Schwarzes durchzog ihren Blick, als sie seine Teresina sagte.

Und?

Und was.

Und warum sind Sie dann mit ihm zusammen?

Wenn du wüsstest, wie oft ich versucht habe, ihn zu verlassen, Ade'.

Das glaube ich nicht, doch heute Nacht glaube ich es.

Wenn du wüsstest. Aber dann vergeht ein Tag, es vergehen zwei, höchstens drei, und Rocco kehrt zurück. Er klingelt, tut so, als wäre nichts gewesen, und alles geht von vorn los.

Warum?

Was denn warum?

Warum machen Sie ihm auf?

Wie alt bist du, Ade'?

Sechzehn.

Hast du einen Freund?

Nein. Es gibt da einen, der mir gefällt, aber ich weiß nicht, ob ich ihm gefalle. Wir reden, gehen miteinander aus, sind ständig zusammen, aber er macht keinerlei Anstalten.

Warum?

Weiß ich nicht.

Ich meinte, warum bist du noch hinter ihm her?

Sie lächelte wieder. Mit diesen großen, seltsamen, sanften und traurigen Augen.

So eine Frage kann niemand beantworten, sagte sie.

Ich wollte sagen, klar, sie habe recht, aber ich starrte auf ihre Füße, sie waren eher knubbelig, die Nägel sehr gepflegt, bonbonrosa lackiert, und dachte an die meiner Mutter, die ebenfalls knubbelig waren, der Nagel des großen Zehs war immer braun, ständig strich sie mit einem Pinselchen Lack gegen Nagelpilz darüber, den sie in der Apotheke gekauft hatte, doch der Pilz blieb und wollte nicht verschwinden. Weder Ritas Füße noch die Füße meiner Mutter hatten etwas Besonderes, sie waren nicht lang, nicht schön, nicht krumm. Doch die meiner Mutter trieben mir die Tränen in die Augen, der Gedanke an diesen Pinsel zerriss mir das Herz.

Stefano, der Junge, der mir gefällt, hat keine Familie, sagte ich daraufhin in einem Ton, den meine Stimme sich für diesen Tag ausgedacht hatte und danach für immer vergessen sollte. Stefano, der Junge, der mir gefällt, ist nicht verheiratet und vor allem hat er keine drei Kinder. Stefano hat keine kranke Tochter.

Jetzt lächelte Rita nicht mehr, krank? Was soll das heißen, krank, Ade'?

Es heißt, dass ich jeden Tag, auch heute, bevor ich in den Bus hierher gestiegen bin, die Welt verschlinge. Da ist diese entsetzliche Sache, die mich packt, und dann gibt es nichts mehr, nicht einmal mehr mich, es gibt nur den Hunger, ich kann einen ganzen Kuchen verputzen, Signora, drei Waffeln, zehn Packungen Kekse, und ich habe sogar angefangen, in den Müllcontainern zu wühlen, wissen Sie, unsere Nachbarn sind Verschwender, gestern zum Beispiel haben sie fast einen ganzen Brotlaib und ein halbes Hühnchen weggeworfen. Übrigens hat nicht viel gefehlt, und ich wäre an einem Knochen erstickt.

Oh Gott, ich dachte, sie wollte mich umarmen, oder vielleicht wollte ich es, heute Nacht würde ich es wollen, jedenfalls hat sie es nicht getan und sich noch eine Zigarette angezündet. Du musst mit jemandem darüber sprechen, bei Marzullo in der Sendung war mal ein Arzt, der sagte, diese Sache, er nannte sie Bulimie, dürfe man nicht auf die leichte Schulter nehmen, sie sei das Gegenstück zur Magersucht, meinte er, und an Magersucht könne man sogar sterben, das sei eine entsetzliche Jugendblage. Sie wollte Plage sagen, aber es hätte mir trotzdem einen Stich ins Herz versetzt, heute Nacht tut es das. Doch an jenem Morgen hatte ich bereits das Nagelpinselchen meiner Mutter hineingestoßen. Du musst unbedingt mit jemandem darüber reden, Ade'.

Ich rede doch mit Ihnen darüber, und sie war der erste Mensch, mit dem ich es tat, nicht einmal bei der Marinelli war mir je danach gewesen: Dennoch, während ich erzählte, zitterte nichts in meiner neuen Stimme und in meinem Inneren. Es war alles kalt um dieses aufgespießte Herz. Sie indes bekam ganz glänzende Augen. Ob sie auch so aussahen, nachdem sie sich geliebt hatten, klingelte mein Vater deshalb immer wieder an dieser Tür, weil sie ihn ansah, wie sie jetzt mich ansah?

Ich rede doch mit Ihnen darüber, sagte ich noch einmal, und ich bin noch nicht fertig.

Entschuldige, red weiter, ich höre dir zu.

Denn dann, wenn nichts mehr in mich reinpasst, geht mir auf, was passiert ist, der Hunger ist weg und ich bin zurück. Also stecke ich mir einen Finger in den Hals und kotze. So geht das jeden Tag. Jeden Tag geht das so.

Schatz, sie nannte mich Schatz.

Signora, seit drei Monaten habe ich meine Tage nicht mehr bekommen, meine Kehle brennt und nachts beißt mir ein wütender Hund in den Bauch.

Schatz, noch einmal. Mit diesen großen, seltsamen, sanften, traurigen und glänzenden Augen.

Sie müssen uns in Ruhe lassen, Sie dürfen meinem Vater nie mehr die Tür aufmachen, Sie dürfen ihn nicht mehr anrufen, Sie müssen sich von im fernhalten.

Sie blieb stumm.

Es ist seine Schuld, dass es mir so dreckig geht, das stimmte nicht.

Er hat eine Familie kaputtgemacht, das stimmte auch nicht.

Ich will meinen Vater wieder ganz für uns, das stimmte. Aber sie konnte ihn mir ganz sicher nicht zurückgeben, diesen Mann, der nie ganz uns gehört hatte, der niemandem je ganz gehören konnte.

Sie drückte die Zigarette auf dem Teller aus, schloss die Augen, schlug sie wieder auf.

Sie müssen uns in Ruhe lassen, sagte ich noch einmal.

Sie müssen verschwinden.

Schatz.

Es reicht mit dem Getue, was ich Ihnen zu sagen hatte, hab ich gesagt.

Ich stand auf, ging hinaus und ließ sie, die Katze streichelnd, auf ihrem rot-weißen Sofa zurück.

Mit meiner Mutter sollte ich nie darüber reden, was passiert war, doch als sie mir beim Abendessen die Salatschüssel reichte, kniff sie mich in die Wange. Meine süße Adelina, sagte sie, und ich begriff, dass sie begriffen hatte, ich hatte getan, was ich tun sollte, und sie verließ sich auf mich. Als meine Brüder und ich aufstanden, half mein Vater ihr beim Abräumen. An dem Abend hatte er nicht vergessen, die Autoscheinwerfer auszumachen. Und vom nächsten Tag an pendelte er auch weiterhin wegen seiner Scherereien in die Kleine Stadt, doch es waren läppische Scherereien, die er innerhalb eines Tages erledigte, nichts, was ihn daran hindern sollte, nach Hause zu kommen, um sich wieder mit uns an den Tisch zu setzen.

Der Winter schnappte sich den Herbst, das Laub hatte sich noch nicht blond verfärbt, da ließ er es schon gefrieren, ich las die Bücher, die mir die Marinelli lieh, ging mit Stefano spazieren, frequentierte den Supermarkt, stopfte die Umhängetasche voll, schloss mich im Bad ein, kotzte, und eines Tages nach der Schule kam Baggio auf mich zu, der neue Freund von Paola, die sich noch immer zu mir in die Bank setzte und die Kopfhörer nicht abnahm.

Er ging ebenfalls in unsere Klasse, wir nannten ihn Baggio, weil er genau so aussah wie der Fußballer, sogar ein Zöpfchen hatte er, aber Fußball interessierte ihn nicht, ihn interessierte nur Paola, während die Lehrer irgendetwas erklärten, starrte er sie ganz verzückt an, und einmal hatte die Marinelli ihn in die Pfanne gehauen, Baggio, du kommst mir vor wie Dante im dreißigsten Gesang des *Fegefeuers*, als er endlich seiner Beatrice begegnet, ward ich ein Weib gewahr, die über weißem Schleier, bekränzt mit Öllaub, unter grünem Mantel gekleidet war in heller Flamme Farben …

Und genau über Paola wollte er mit mir reden.

Sie ist in letzter Zeit so komisch, in der Pause schließt sie sich auf dem Klo ein, und wenn ich ihre Mutter anrufe, sagt sie immer, sie sei nicht da, und dann ruft sie nie zurück, hat sie etwa einen anderen?

Nicht, dass ich wüsste, antwortete ich, wir haben keinen engen Draht zueinander, und mit Baggio hatte ich gar keinen, wir hatten uns nie mehr als Hallo gesagt.

Pff, aus der soll einer schlau werden, aber okay ist das nicht, sagte er.

Ich fing an, über *Beverly Hills, 90210* zu reden, denn in der letzten Folge fand Dylan Brenda auch komisch, was aber nur daran lag, dass Brenda sich ernsthaft in ihn verliebte, was sie einerseits wollte und andererseits nicht, ihr wurde mulmig bei dem, was über ihn geredet wurde.

Baggio guckte auch *Beverly Hills*, aber nur, damit Paola glücklich war und sie darüber reden konnten, sowieso fand er Kelly toller als Brenda, für ihn war das gar kein Vergleich.

Ich fand Brenda toller und erklärte ihm, warum.

Himmelarsch, du laberst vielleicht.

Habe ich dich wenigstens überzeugt?

Ich hab gar nicht zugehört.

Na, vielen Dank.

Entschuldige, ich hab mir nur vorgestellt, dich zu küssen.

Um Paola eins auszuwischen?

Ja, so war es, aber ich verzehrte mich nach einem Körper, der sich an meinen drängte.

Gestern habe ich mit Baggio in seiner Garage geschlafen, gestand ich Stefano am nächsten Tag, während wir die Hauptstraße auf und ab schlenderten, dann wacht er vielleicht auf, dachte ich, dann nimmt er vielleicht meine Hand.

Schön, antwortete er.

Schön?

Er beschleunigte den Schritt, und ich sah seinen Rücken immer kleiner werden.

Ihn hatte ich auch verloren, nicht einmal ihn hatte ich je ganz gehabt.

Drei, zwei, eins.

Diesmal war Pippo Baudo mit dem Countdown zum Jahresende an der Reihe.

Null.

Das Jahr neunzehnhundertdreiundneunzig traf meine Mutter und meinen Vater auf dem Sofa an, ihre Füße in seinen Armen, und zu Mitternacht küsste er sie auf die Stirn.

Frohes Neues, Tere'.

Frohes Neues, mein Rocchino.

»Deliverù ist doch wohl nicht ihr richtiger Name?« Meiner Mutter war die erste Folge der Neuauflage von *L'Adelescenza* völlig schnuppe. Wenn Frida da ist, wird alles andere für sie dermaßen bedeutungslos, dass sie meint, sich entschuldigen und so tun zu müssen, dass dem nicht so sei, dass, im Gegenteil, es sie interessiere. Alles andere außer das neue Enkelchen, das in ein paar Monaten in London zur Welt kommt, wo der eine Zwilling zum Studium hingezogen ist und der andere nach seinem Uniabschluss.

Alles andere außer er.

»Drehen wir dem Opa eine lange Nase.«

»Ätsch!«

»Pass auf, dass ich dich nicht fresse.«

»Grummelopa.«

Und meine Eltern lachen, verblödet vor Liebe.

Dabei hat keiner der beiden auch nur ansatzweise gelächelt, als mein Vierte-Monat-Anruf kam, in dem man sich endlich trauen darf oder muss – je nachdem, aber ich hatte keine Ahnung, woran ich bei ihnen war –, es zu sagen, ich bin schwanger, auch denjenigen, zu denen man vielleicht kein Sterbenswörtchen gesagt hätte, wäre in den ersten drei Monaten etwas schiefgegangen.

»Papa.«

»Ade', guten Tag. Was gibt's?«, so meldete er sich fast immer, wenn ich anrief, denn während man über die schönen Dinge besser nicht sprach, weil man sie sonst verlor, konnten die schlechten im Hinterhalt lauern.

»Nichts, keine Sorge. Das heißt.«

»Das heißt.«

»Es gibt schon was.«

»Sag.«

»Ich bin schwanger.«

»...«

»Papa.«

»…«

»Papa.«

»Wer.«

»…«

»Wer ist er? Ein anständiger Kerl?«

»Es gibt keinen Er.«

»…«

»Diese Kleine ist ganz allein meine, Papa.«

»Es wird ein Mädchen.«

»Ja.«

»Und der Vater hat sich aus dem Staub gemacht.«

»Nein. Den hat es nie gegeben und wird es nie geben. Samstag komme ich runter und erkläre euch alles. Aber ich wollte, dass ihr es schon mal wisst.«

»…«

»…«

»Ade', ich weiß nicht, was ich sagen soll.« Das war nichts Neues, aber statt sich in die schmerzvolle Verblüffung seines Schweigens zu verkriechen, sagte er zum ersten Mal, was er nicht zu sagen wusste.

»Wie willst du das schaffen? Ohne jemanden, der dir hilft?«

»Ich habe doch Frida.«

»Frida?«

»Sie wird Frida heißen. Wenn ich nachts aufwache, fasse ich mir an den Bauch, und dann fällt mir ein, dass alles wahr ist, und mir wird schwindelig und ich singe ihr ein kleines Lied, das ich mir ausgedacht habe, nichts Besonderes, aber es beruhigt mich sofort, hör zu: Mein kleines Mädchen, mein Sternchen, Fischchen, Wellensittich, gemeinsam erfinden wir unser Leben, du und ich …«

»…«

»Papa.«

»Ohne Mann, wie soll das. Wie soll … Wie soll das gehen, ohne Mann.«

»Das erkläre ich euch dann, vertrau mir.«

»Das klappt doch nicht ohne Mann, Ade'.«

»Vertrau mir.«

»Aber bei dem, was du durchgemacht hast …«

»Was hat das denn damit zu tun.«

»Und ohne Mann. Wie soll das gehen?«

»Papa, sag mir wenigstens, dass du dich auch ein bisschen freust, bitte.«

»…«

»…«

»Hier ist Mama, ich gebe sie dir.«

»Ade'?«

»Mama.«

»Habe ich richtig gehört?«

»Ja, ich kriege ein Mädchen.«

»Oh Gott.«

»Was ist?«

»Da wird einem ja angst und bange, Ade'.«

Sie konnten sich dieses kleine Sternchen-, Fischchen- und Wellensittichmädchen, dieses vaterlose Mädchen, dieses gänzlich mütterliche Mädchen beim besten Willen nicht vorstellen. Meine. Tochter. Die gesamte Schwangerschaft über bespähten sie meinen Bauch, wie sie seit jeher den Gipfel des Monte Panettone bespäht hatten, egal ob wolkenschwarz oder blitzblank, man weiß nie, ob es heute Abend regnet oder nicht, man bräuchte einen Wahrsager, um zu kapieren, was dort oben vor sich geht, es ist ein Rätsel, aber wir holen trotzdem besser die Wäsche rein, na komm, wir ziehen mal besser die Regenplane übers Auto.

Aber dann wurde Frida geboren, der Gipfel des Monte Panettone verschwand aus den Augen meines Vaters und ein Geheimnis glomm auf.

Frida wurde geboren, und es gab nichts mehr herumzurätseln, man konnte sich nur noch diesen Kulleraugen ergeben, die mit unseren keinerlei Ähnlichkeit hatten, aber doch, Ade', wenn du genau hinschaust, die Wimpern sind genau wie bei den Zwillingen, und diesen Füßchen, diesem winzigen, niemals ganz geschlossenen Mund, als sei er immer kurz davor, sich vor Staunen zu weiten.

Und sie hören nicht auf zu lachen.

»Grummelbär, Grummelbär Grummelbär.« Weshalb Frida noch einen drauflegt.

»Ich fresse dich«, wiederholt er und klingt wie ein Oger, wie ein Wolf.

Wie ein Vater.

Doch jetzt, als Großvater, ist diese Stimme ein Spiel, und ich habe das Gefühl, er ist der Letzte, der sich an heruntergerissene Tischtücher und in die Luft boxende Fäuste erinnert.

Just letzten Sommer, als wir im Juli ins Dorf runter sind, fing Frida an, keine Brust oder zumindest nichts Ähnliches mehr zu brauchen, an das man sich klammern kann, um jemand anderem begreiflich zu machen, dass er für sie wirklich existiert. Nicola hat mir erklärt, sehr kleine Kinder schienen zu schielen, weil sie nur den fokussieren, mit dem sie auf Tuchfühlung sind, bis sie irgendwann zur Abnabelung bereit sind. Das geschieht Tag für Tag für Tag. Ein Kind löst sich vom Busen, aus den Armen der Mutter, und seine Blicke, sein Verstand und die Sprache gewöhnen sich an den Abstand.

Mit der Möglichkeit, auf Abstand zu gehen, kommen die Männer. Kommt der Vater.

„Sind es zwei Väter oder zwei Mütter oder hat die Persönlichkeit des Vaters mehr Brüste als die der Mutter, denn auch das kommt vor, dann spricht man von einem sekundären Elternteil, ein recht ungelenker Terminus, der bedeutet, dass derjenige Elternteil, der von Anfang an seinen Körper ins Rennen wirft, um Nahrung, Nest, Grenze und Horizont zu sein, der Innenminister ist, während der andere, der das Kind erwartet, um ihm zu zeigen, was sich jenseits des Horizontes befindet, der Außenminister ist“: So fasst Nicola das Problem in einem seiner Bücher zusammen. Aber wenn es nur einen Elternteil gibt, auf wen trifft das Kind, wenn es zum Horizont blickt?

Immer und ausschließlich auf denselben Elternteil.

Und eventuell auf die Großeltern.

So wartete das Geheimnis, das am Tag der Geburt im Blick meines Vaters lag, zwei Jahre lang auf Frida, und nun konnte sie ihm entgegengehen.

Wir waren seit rund zehn Tagen im Dorf, und plötzlich behandelte er mich, wie er immer meine Mutter behandelt hatte. Mit dieser Freundlichkeit, diesem Respekt. Weil ein anderes weibliches Wesen ihn verblödet hatte, das war das Geheimnis, obendrein eines, das vierzig Jahre jünger war als ich, und man weiß ja, was passiert, wenn eine Leidenschaft erlischt – aber Nicola ist eine andere Geschichte, ich glaube nicht, dass er für mich je passé sein wird, denn wie sollten wir richtig Schluss machen können, wenn wir nie richtig zusammen waren? Das ist eine von all den Fragen, die heute Nacht den Platz meines Herzens einnehmen.

Wie auch immer: Wenn eine Leidenschaft erlischt, haben wir endlich die Freiheit, diesen Menschen als Menschen zu sehen, zu akzeptieren, dass er ist, wie er ist, selbst Ticks und Eigenarten rührend, ja, drollig zu finden, die uns einmal bis in den Schlaf verfolgten. Uns die Tischdecke herunterreißen und in die Luft boxen ließen.

Ich hätte mich von meinem Vater betrogen fühlen sollen, wie damals, als Ritas weißer Cinquecento in der Pension Dolceriva aufgetaucht war, ich hätte mich verloren fühlen sollen, auch weil diesmal sonnenklar war, dass es nichts Vorübergehendes war, es war wahre Liebe, die ihn auf alle viere gehen und Wauwau sagen ließ, wenn Frida ihn bat, spielen wir Tiere, ich bin eine Katze und du ein Hund?

Ich hätte mich verschwinden fühlen sollen.

Stattdessen verschluckte die Feuchtigkeit zum ersten Mal nicht die Wände und Fußböden dieses Hauses. Im Gegenteil, ich fühlte mich von diesen Wänden und Böden beschützt. Und heute Nacht sehe ich, heute Nacht weiß ich, dass, hätte er mich nicht für meine Tochter verlassen, kaum war sie auf der Welt, es mir womöglich nie gelungen wäre, an einem Mann festzuhalten, für den ich Nicola gehalten hatte, so anders als all die anderen, die ich kennengelernt hatte und mit denen ich meinem Vater bestenfalls

Hörner aufsetzen konnte. Aber ihn verlassen, nein, niemals. Was ich hingegen für den Mann, für den ich Nicola gehalten hatte, ohne es überhaupt zu merken, getan hatte.

„Ich klebe mit Annamaria vor der Glotze, in den Fängen des Wolfes, Hieda meines Staunens." Kaum erklang die Titelmelodie, schrieb er mir. „Aber für mich kann es sowieso keine andere Adeleszentin geben außer dir."

»Nein, das ist nicht ihr echter Name«, antwortete ich meiner Mutter. Wir saßen auf dem Sofa, auf dem guten alten Sofa, wir alle drei, und meine Tochter lag bäuchlings auf dem Boden und malte ein Einhornmalbuch aus.

»Frida, was machst du denn da? Schau sie dir an, Rocchi'.« Sie nuckelte nur an einem Filzstift.

»Bist du jetzt völlig verdreht?«

»Ja, bin ich, völlig verdreht.«

»Und jetzt? Malst du jetzt die Fliesen an?«

»Liebling, du sollst auf den Blättern malen und nicht auf den Fliesen.«

»Ach komm, Ade', lass sie doch. Wenn sie Spaß hat. Hast du Spaß bei Oma, Liebling?«

Die Titelmelodie geht los, es ist noch immer dasselbe Lied, *Per colpa di chi* von Zucchero, es kam gerade raus, als wir die Sendung planten. Elettra sang es in der Zeit dauernd vor sich hin und hatte uns damit angesteckt, die Entscheidung hatte sich von selbst ergeben, und außerdem ist es doch das, was die jungen Leute tun, die du in *L'Adelescenza* interviewen wirst, oder?, hatte Luca gesagt. Sie gehen mit dem Leben Gassi.

Für die neue Ausgabe hatten wir einen weiteren YouTuber mit der Coverversion betraut, Masquerain-Pokémon, der auf seinem Kanal, aufgenommen von hinten, ohne je sein Gesicht zu zeigen, singend und Klavier spielend die Lieder seiner Eltern zum Besten gibt, und genauso heißt auch das Album, auf dem er sie versammelt hat – *Die Lieder meiner Eltern.*

Masquerain-Pokémon sang von Onkel Rufus, der mit seinem Kopf voller Gedanken mit dem Leben Gassi geht, während

Deliverù durch die Straßen, an den Flüssen und unter den Lauben der Städte entlangging, um dort die Kids in ihren Schulen zu treffen. Es ging los im Tito Livio, einem humanistischen Gymnasium in Padua.

»Ich bin Deliverù, und als Allererstes will ich Adele grüßen«, sagte sie im Close-up. »Sie wird mein Schutzengel sein, weil sie die Autorin der Sendung bleibt, aber den Ball nun mir zugespielt hat.« Die Kamera fuhr zurück, sie hatte das Haar halb zu einem Zopf, halb zu einem Pferdeschwanz gebunden, trug das übliche Top ohne BH und eine Stretchjeans, hinter ihr die Cappella degli Scrovegni. »Und ich fange den Ball und werfe ihn unseren ersten Protagonisten zu. Den Schülerinnen und Schülern des Tito-Livio-Gymnasiums. Kommt mit.«

„Es klingt, als hätte sie es auswendig gelernt, ich habe es nur gedacht, aber Annamaria hat es gesagt."

„Sie ist aufgeregt, die Ärmste, jetzt wird sie bestimmt lockerer.«

»Ein Butterkäse macht besseres Fernsehen als die.«

»Aber Papa, sie ist aufgeregt, die Ärmste, jetzt wird sie bestimmt lockerer.«

»Was hat sie sich da auf den Arm gekritzelt?«

»Das ist ein japanisches Symbol, da steht Setsubun, das ist ein Fest, um den Moment zu feiern, in dem laut japanischem Kalender der Winter dem Frühling weicht.«

»Und was hat sie damit am Hut?«

»Das ist eine Art, zu sagen, dass jede schwierige Phase die Chance auf einen Neuanfang birgt.«

»Schon klar, aber ich sag's noch mal. Was hat sie damit am Hut.«

Für meinen Vater sind alle Frauen, die Fernsehen machen, Butterkäse. Den Männern kann man Gehör schenken, sofern sie etwas zu sagen haben, die Nachrichten etwa oder, wenn sie Präsidenten sind, eine Ansprache an die Nation herunterbeten. Bei denen, die witzig sind oder den Präsidenten imitieren, kann man sich zu einem Grinsen hinreißen lassen – da guck sich einer Gigi Sabani und Magalli an. Aber die Frauen: die Frauen. Die Frauen sollten zu Hause bleiben. Oder sie sollen doch einen Uniabschluss machen, zeigen, dass sie ihren Mann stehen können. So sah er das, auch als ich beim Fernsehen gelandet war.

Es hatte ihn schon Mühe gekostet, zu akzeptieren, dass die Lehrerin Marinelli darauf bestand, er und meine Mutter sollten meine Aufnahme in dieser Einrichtung bewilligen …

Professoressa, was ist los, hat Adele eine schlechte Note bekommen? Ausgerechnet im Abijahr?

Nein, Adele ist eine sehr gute Schülerin.

Also? Wieso haben Sie uns rufen lassen wie die Eltern der Versager?

Weil es Adele schlecht geht.

Ade', was sagt die Professoressa da? Dir geht es schlecht? Was hast du denn?

Auf diesen Hinterhalt war ich nicht gefasst gewesen, die Marinelli hatte sie in der Pause herbestellt und mich erst im letzten Moment vorgewarnt, Adele, komm mit. Und so stand ich ihnen plötzlich im Lehrersprechzimmer gegenüber.

Gar nichts, Mama.

Ade', du willst uns wohl ins Grab bringen.

Mama, bitte, beruhige dich.

Adele, wenn du nicht mit deinen Eltern redest, tue ich es.

Ich hasste sie, ich liebte sie. Ich habe nichts zu sagen, Professoressa.

Wie viel wiegst du, Adele?

Ich weiß es nicht, Professoressa.

Wie viel wiegt Ihre Tochter? Sie wandte sich an ihn. An den sekundären Elternteil, ganz instinktiv, auch wenn die Frage von primärer Bedeutung war.

Sie ist sehr dünn, antwortete mein Vater, während meine Mutter vielleicht rausgegangen war, aufs Klo, oder sie war nach Hause gegangen, keine Ahnung, ich glaube nicht, wahrscheinlich hat sie sich gar nicht gerührt, doch von dem Moment an habe ich keinerlei Erinnerung mehr an sie, ich bin mir sicher, sie war da, aber ich erinnere mich nicht an sie.

Sehr dünn? Die Marinelli bohrte ihren Indianerblick in seine bodenlosen Augen, Rocco Habenichts war seit jeher darauf gefasst, dass die Welt sich ihm entgegenstellte und ihn herausforderte, endlich tat es jemand, und er war bereit. Diesem Blick standzuhalten, zu begreifen, was da auf ihn zukam, was wer von ihm wollte.

Seit einer Weile hat sie diesen Diät-Fimmel, ich sage ihr immer wieder, das Fett hat sie nur im Hirn.

Adele, seit wann bekommst du deine Tage nicht mehr?

Ich liebte sie, ich hasste sie. Ich weiß es nicht.

Adele.

Hin und wieder kriege ich sie, Professoressa.

Adele.

Seit zwei Jahren machen sie ein bisschen, was sie wollen. Die Marinelli wollte ihren Indianerblick auch in meine Augen bohren, ich ließ sie nicht, ich ließ meinen Blick durchs Zimmer wandern.

Ihre Tochter hat nicht einfach nur einen Diät-Fimmel. Ihr Problem heißt Bulimie, und es ist ein ernstes Problem, ein sehr ernstes. Vor Ihnen fastet sie, aber dann isst sie heimlich alles, was sie kriegen kann, und übergibt sich. Seit mindestens zwei Jahren.

Ade'.

…

Ade', schau mich an.

…

Ade', um Gottes willen, die Ogerstimme, die Wolfsstimme.

Die Vaterstimme.

Verzeihen Sie, aber ich glaube nicht, dass das der richtige Ton für Adele ist.

Verzeihen Sie mir, aber ich weiß, wie ich mit meiner Tochter zu reden habe.

Papa, was ist los? Lieber sollte er auf mich sauer werden als auf sie.

Stimmt es, was deine Lehrerin sagt?

Ja.

Und was hat das für einen Sinn?

…

Nichts essen, zu viel essen und dann kotzen. Was hat das für einen Sinn?

Das hat nichts mit Sinn zu tun. Adele durchlebt eine tiefe Verstörung.

Ade'. Was hat das für einen Sinn?

Gar keinen, Papa.

Ade', schau mich an.

Ich tat es, ich schaute ihn an.

Warum machst du das?

Ich weiß es nicht.

Dann hör damit auf, ja?

Das kann ich nicht.

Aber was findest du daran?

Gar nichts, Papa.

Dann hör um Gottes willen auf damit, er schmetterte die Faust aufs Pult, die andere in die Luft. Um Gottes willen, hör auf.

Beruhigen Sie sich bitte. Adele trifft keine Schuld.

Wie, sie trifft keine Schuld? Wer hat denn diese Bulimie? Ich etwa? Bin ich daran schuld?

Sie, ich, alle. Doch ich würde es nicht Schuld nennen, jetzt sprach die Marinelli mit ihm, wie ich mit Frida spreche, wenn ich ihr erkläre, warum es besser ist, nicht an den heißen Herd zu fassen. Wenn ein junger Mensch leidet, liegt die Verantwortung, ihm zu helfen, bei jedem Erwachsenen, der mit ihm zu tun hat.

Das heißt, meine Tochter tickt nicht mehr sauber, und die Verantwortung dafür soll bei mir liegen? Und welche Verantwortung wäre das? Den Packesel gemacht zu haben, damit die Familie was zum Beißen hat, denn sonst hätte sie ja nichts zum Kotzen?

Unterdessen begann Deliverù im Schulhof von Padua mit den Kids zu reden.

»Welche Farbe habt ihr heute Morgen?« Den Spruch hatte ich ihr geschrieben.

»Schwarz«, antwortete einer.

»Dunkelblau«, antwortete eine andere.

»Warum?«

»Pff«, antworteten beide.

Die Reaktion ist verständlich, hatte die Marinelli meinem Vater geantwortet. Es ist sehr schwer, zu akzeptieren, dass es dem eigenen Kind schlecht geht, das ist mir bewusst.

Professoressa, schauen Sie, gerade vor drei Tagen hat sich mein anderes Kind den Fuß gebrochen, weil es vom Fahrrad gefallen ist, und ich konnte nichts dazu sagen, ich dachte, es hätte besser aufpassen sollen, aber ich konnte nichts dazu sagen. Wenn ein Fuß kaputtgeht, geht er kaputt, natürlich akzeptiere ich das. Ich bin ja nicht blöd.

Dann stellen Sie sich vor, dass etwas in Adele drin kaputtgegangen ist.

Wo denn, in ihr drin? An dem Tag klang seine Stimme für mich noch nach Wolf, nach Oger, beängstigend. Heute Nacht hallt sie aus jenem Beratungszimmer, aus den Fluren der Jahre, nur verängstigt zu mir herüber, während er immer wieder sagte, wo, in ihr drin, Professoressa, wo denn?

Also erzählte die Marinelli ihm von diesem Ort am Ufer des Gardasees. Ein Krankenhaus, aber das Wort solle uns nicht beunruhigen, denn es würde ja auch niemanden beunruhigen, wenn ich mir tatsächlich einen Fuß gebrochen hätte und zum Eingipsen dorthin müsste – ins Krankenhaus. Denn in der Villa Lago, so heiße der Ort, würde sich ein Team von Fachärzten um genau solche Mädchen kümmern, die sich, wie ich, innerlich etwas gebrochen hätten. Doch weil sie nicht wüssten, wo, wie und wann, bräuchten sie jemanden, der ihnen half, es herauszufinden. Der sie Tag für Tag für Tag an die Hand nehme, um Frieden mit dem zu machen, was ihnen zum Feind geworden sei. Ein voller Teller, ein leerer Teller.

Adele wird in zwei Monaten volljährig, es braucht Ihre Einwilligung zur Einweisung. Ich werde sie begleiten, wenn Sie erlauben. Sind Sie einverstanden?

Rocco Habenichts war fünf Jahre alt, als er unter diesem Bus gelandet war und sich plötzlich ganz allein im Krankenhaus der Kleinen Stadt wiederfand, von Kopf bis Fuß in Gips, ohne irgendeine Einwilligung für seine Einweisung, ohne Vater, ohne Mutter, ganz zu schweigen von einer indianeräugigen Lehrerin für Italienisch und Latein.

In Ordnung, antwortete er. Mit gebrochener Stimme, wie ein verletztes Tier, wie ein Mensch, der zusammenbricht. Wie ein Vater.

Adele, bist du einverstanden?

Pff, ich dachte nichts, ich spürte nichts, alles war schwarz, dunkelblau.

Professoressa, mit erstarkender Stimme, wie ein kämpfendes Tier, wie ein Mensch, der standhält. Wie ein Vater.

Ich höre. Sollten Sie irgendwelche Bedenken haben, stehe ich Ihnen jederzeit zur Verfügung.

Da habe ich so einige, aber eine Sache steht wohl ganz oben auf der Liste.

Ich höre.

Das Abi?

Adele wird weiterhin lernen und ihre Prüfungen als Externe ablegen. Machen Sie sich keine Sorgen.

Ihren Abschluss wird sie also machen?

Auch als mich die Marinelli rund zehn Tage später mit ihrem roten Fiat Punto abholen kam, klopfte er, ehe er uns fahren ließ, noch einmal ans Autofenster. Ich ließ es herunter.

Ade', denk dran.

An was denn, Papa?

Lerne.

Und wir sind los, Richtung Norden, Richtung See, Richtung Hoffnung. Denn die Ärztin, die uns in der Villa Lago in Empfang nahm, sagte dieses Wort immer wieder, Hoffnung.

Sie war eine Frau von natürlicher Eleganz, große, haselnussfarbene Augen, das Haar mit einem Bleistift hochgesteckt.

»Die Hoffnung auf ein normales, erfülltes Leben darfst du nicht verlieren, Adele. Falls du sie verloren hast, finden wir sie hier wieder, gemeinsam, und dann wird die Hoffnung sich in Mut verwandeln, du wirst sehen. Denn niemand hat das, was er verdient. Aber jeder von uns kann das haben, was er zu verdienen hofft. Die

Hoffnung ist der erste Schritt hin zu einer vom Albtraum der Krankheit befreiten Zukunft, einer strahlenden Zukunft, die dich erwartet und dir zusteht. Ich bin Dottoressa Michela Della Penna, und meine größte Hoffnung ist, dein Vertrauen und das der Mädchen zu gewinnen, die du jetzt kennenlernen wirst und die, wie du, kämpfen, um sich zurückzuerobern, was die Krankheit ihnen weggenommen hat.

So traf ich Patrizia, Gloria, Margherita und die anderen. Zu Anfang dachte und spürte ich noch immer nichts. Patrizia war seit ihrem sechsten Lebensjahr Model gewesen, Margherita hatte ungefähr im gleichen Alter angefangen, ins Schwimmbad zu gehen, um sich dann ganz aufs Synchronschwimmen zu konzentrieren, Gloria war von ihrem Bruder zwischen den Beinen begrapscht worden, noch ehe sie lesen lernte. Der Körper hatte sie verführt, getäuscht, verraten, als sie noch Kinder waren, es war ganz natürlich, dass sie wütend auf ihn waren und ihn hatten verführen, täuschen und verraten wollen. Aber was, bitte, hatte der Körper mir Schlimmes angetan, warum musste ich ihn so behandeln? Was hatte mir das Leben für Unrecht getan? Es hatte mir gar nichts getan. Und deshalb hatte ich dort, an diesem See, zwischen diesen Mauern, das Gefühl, nicht an dem Ort zu sein, an dem ich hätte sein sollen, nämlich zu Hause. Ich war die übliche Habenichts, die alles hatte.

Ein Miststück.

Eine, der es schlecht ging, unter denen, die in der Schule gut drauf waren, der es aber hätte gut gehen können, unter denen, die in der Villa Lago jedes Recht hatten, schlecht drauf zu sein.

»Heißt was genau?« Deliverù versuchte, bei den beiden nachzubohren.

»Das heißt, dass ich morgens manchmal aufwache und mir wünsche, dass es endlich wieder Abend wird und ich weiterschlafen kann.«

»Und was machst du dann?«

»Ich schreibe in einen WhatsApp-Chat, den ich mit ihm und ein paar anderen aus der Klasse habe.« Er deutete auf seinen Freund.

»Liest du mir die Nachricht vor, die du ihm heute Morgen geschrieben hast?«

Der Junge zog das Handy aus der Hosentasche und wischte über das Display: »Hallo, ihr Hübschen. Das habe ich geschrieben.«

»Mehr nicht?«

»Ich habe ein paar Emojis drangehängt, einen explodierenden Kopf und einen Totenschädel mit gekreuzten Knochen.«

»Wer hat als Erster geantwortet?«

»Ich.« Ein großes Mädchen trat vor, ebenfalls in Top und Stretchjeans, sie sah aus wie eine zweite Deliverù, aber flach, ohne den kleinsten Ansatz von Busen.

»Was hast du geschrieben?«, fragte die echte Deliverù.

»Hallo, ihr Hübschen. Und ich habe ein Libellen-Emoji drangehängt.«

»Wieso?«

»Weil ich heute Morgen glücklich war.«

»Was ist passiert?«

»Ich wusste, dass ich dich kennenlernen würde.«

Meine Mutter tat nicht einmal mehr so, als würde sie zusehen, sie hatte sich neben Frida auf den Boden gehockt und half ihr, die Einhörner bunt zu machen, ohne über den Rand zu malen.

„Annamaria sagt, sie hätte heute Morgen auch ein Libellen-Emoji an ihre beste Freundin verschickt", schrieb mir Nicola.

„Wieso?"

„Weil es ihr Symbol ist. Das ist die Freundin, die in Griechisch und Latein in die Nachprüfung muss, genau wie sie."

„Gefällt ihnen die Sendung?"

„Ich glaube schon. Du hast recht. Deliverù wirkt jetzt lockerer. Sie ist nicht schlecht. Aber sie hat ein großes Manko."

„Das da wäre?"

„Sie ist nicht Adele. Ich liebe dich."

»Worüber reden die eigentlich?« Mein Vater hingegen konnte an Deliverù einfach nichts finden.

Auch als die erste Folge von *Hunger* gelaufen war, war er kategorisch gewesen. Es hatte ihm schon einiges abverlangt, sich mit meiner Einweisung abzufinden, aber dass diese Einweisung zu einer Show verkam, nein, damit konnte er sich beim besten Willen nicht abfinden. Doch in der Zwischenzeit war ich volljährig geworden und brauchte seine Einwilligung nicht mehr.

Wie geht's? Er rief mich zweimal pro Woche an, es waren immer kurze, befangene Gespräche. Sie wussten nicht, was sie fragen sollten, mein Vater rief an und drückte den Hörer schließlich meiner Mutter in die Hand, die mir einen Kuss schickte, mit hörbar schnalzenden Lippen, ich wusste nie, was ich erzählen sollte. Gestern beim Mittagessen hat Patrizia vor einem Schnitzel angefangen zu weinen, der Gedanke an die zusätzlichen Kalorien wegen der Semmelbrösel verwirrte sie, diese drei gemeinsamen Mahlzeiten am Tag sind ein Fluch, schrie sie, aber du musst Vertrauen haben, war die Della Penna auf sie zugekommen, vertrau mir, vertrau ihnen, und sie deutete auf uns, während jede mit ihren Semmelbröseln haderte und sie mit der Gabel herunterkratzte, sobald die Dottoressa nicht hinsah: Hätte ich ihnen das erzählen sollen? Oder: Heute hat Gloria uns in der Gruppentherapie gebeichtet, sie hätte immer geglaubt, die Mutter wüsste, was der Bruder mit ihr anstellte, hätte aber trotzdem geschwiegen? Oder aber: Allmählich glaube ich, es ist nicht falsch, hier zu sein, denn, auch wenn niemand mich auf einen Laufsteg geschickt oder mir die Hand unters T-Shirt geschoben hat, als ich klein war, meint die Della Penna, mit der Verweigerung des Essens hätte ich eure Art zu lieben verweigert? Ich habe zweihundert Gramm zugenommen, die sich wie zwei Tonnen anfühlen, aber die Della Penna sagt, nicht das Gewicht auf der Waage mache mir Angst, sondern das Gewicht der Seele. Hätte ich ihnen das erzählen sollen?

Zumindest an diesem Tag konnte ich ihnen etwas erzählen, für das die Worte, die wir miteinander zu wechseln gewohnt waren, ausreichten: Papa, wenn ihr heute Abend den Fernseher anmacht, könnt ihr mich sehen.

In den Nachrichten? Was hast du diesmal ausgefressen, Ade'?

Ich habe nichts ausgefressen, Papa. Das heißt, nichts Schlimmes. Ich bin nicht in den Nachrichten, aber in der Sendung danach.

Also in einer Show. Was ist das für eine Show?

Die sind gekommen und haben in der Klinik gefilmt.

Haben sie die Ärzte interviewt?

Das sind keine richtigen Interviews. Und wir kommen auch vor.

Du und die anderen … Durchgeknallten, wollte er sagen, ich weiß nicht, ob recht oder schlecht, doch ich konnte erraten, dass er uns nach wie vor für durchgeknallt hielt, wenn er an mich und die anderen dachte, die in dieser Klinik waren, um von innerlichen Brüchen geheilt zu werden. Patientinnen?

Ja. Ich und die anderen Patientinnen.

Sag mir nicht, dass ihr anfangt, aus dem Nähkästchen zu plaudern wie die, die sich in dieser anderen Show vor diesem vorgegaukelten Gericht in den Haaren liegen, der eine sagt, das Huhn wurde ihm geschenkt, und der andere sagt, er hätte es geklaut.

Das wird was ganz anderes, Papa.

Also plauderst du nicht aus dem Nähkästchen.

Es wird nicht über geklaute Hühner geredet, sondern es geht darum, unseren Gedanken und Träumen auf den Grund zu gehen, wir versuchen zu verstehen, was ein gedeckter Tisch für uns bedeutet, warum er uns solche Angst macht. Die Della Penna sagt, unsere Aussage sei enorm wichtig, damit könnten wir Mädchen helfen, die in der gleichen Lage sind, aber glauben, sie seien die Einzigen auf der Welt, die sich so fühlen und tun, was sie tun.

Deliverù hatte sich mit ihrer Doppelgängerin abgesondert und auf die Eingangsstufen der Schule gehockt: »Du hast gesagt, du bist mit beiden Jungs zusammen, aber hättest keinen Freund. Was bedeutet das?«

»Dass ich mit ihnen ins Bett gehe, es ist aber rein freundschaftlich. Ich zögere noch, es Liebe-Machen zu nennen, das kommt dann, wenn ich fest mit jemandem zusammen bin, aber fürs Erste finde ich es besser, frei zu sein und niemanden zu haben, den ich mit meiner Art womöglich verletzen könnte.« Sie klang so sicher, so unverfroren, aber während sie redete, knabberte sie an ihren Fingerspitzen.

Auch ich kaute an dem Tag beim Telefonat mit meinem Vater auf meinen Fingern herum.

Redest du in dieser Sendung über dich, Ade'?

Ja, Papa. Ich rede über mich.

Das tust du nicht.

Warum nicht?

Weil ich es dir nicht erlaube.

Aber ich brauche deine Erlaubnis nicht.

Ade', Himmel noch eins.

Papa, wir haben die ersten beiden Folgen schon aufgezeichnet, und die erste wird heute Abend ausgestrahlt. Selbst wenn ich wollte, könnte ich nicht mehr zurück.

…

Papa. Vertrau mir, die Della Penna sagt, ich hätte schlaue und wichtige Sachen gesagt.

…

Papa.

Er hatte aufgelegt und rief die Woche darauf nicht an. Zwei Wochen später rief meine Mutter an.

Wie geht's, Ade'?

Gut, Mama.

Isst du?

Ich versuch's.

Schön.

…

…

Papa?

Ihm geht's gut.

Gibst du ihn mir mal?

…

Mama, habt ihr die Sendung gesehen?

…

Mama?

Ade', ich rufe dich bald wieder an. Mach's gut.

Du auch, Mama.

Und iss was.

Ja, Mama.

Ciao.

Zwei Monate lang sollte ich von meinem Vater nichts hören. Während ich meinen Namen änderte und als Signorina Noch Mehr wiedergeboren wurde, war er nicht da, wer weiß, wo er war, ob er davon wusste. Er war nicht da, während ich lernte, so zu tun, als würde ich den Blick der Kamera nicht spüren, und das Kinn bei der Nahaufnahme zu heben, die einen unbewussten Gesichtsausdruck zu erhaschen vorgab, den ich voll unter Kontrolle hatte. Er war nicht da, als der *Corriere della Sera* mir eine ganze Seite widmete, mit der Hinweiszeile auf der Titelseite, *Signorina Noch Mehr und der Sex: religiöse Gottesanbeterin oder Opfer?* Es waren dreihunderttausend, vierhunderttausend, sechshunderttausend Menschen vor dem Fernseher, mit jeder Folge wurden es mehr, am Morgen nach der Ausstrahlung kam die Della Penna mit den Einschaltquoten in den Frühstücksraum, Mädchen, haltet euch fest, gestern haben wir den Rekord von sechshunderttausend erreicht. Aber keiner dieser sechshunderttausend Menschen war mein Vater.

Meine Mutter hatte mich nur ein weiteres Mal angerufen, um mich an den Geburtstag der Zwillinge zu erinnern und die üblichen Sachen zu fragen.

Gut, Mama.

Ja, ich esse.

Und ich weiß nicht, ob ich in dieser achten Folge die Geschichte mit Rita ausgepackt hatte, weil ich mir sicher war, dass er nicht zuguckte, oder weil ich mir sicher war, dass er zuguckte. Ich weiß nicht, ob ich es ihm ins Gesicht brüllen wollte: »Du hast von mir verlangt, die Einzige zu sein, dann darfst du mich wenigstens nicht betrügen. Denn es ist entsetzlich, die Einzige zu sein, wissen Sie, Dottoressa. Es lässt einem weder Zeit noch Raum für irgendetwas anderes.« Oder ob ich, eben weil er nicht zuguckte, wenigstens den sechshunderttausend Menschen zubrüllen wollte, was ich, am Tisch mit ihm und meiner Mutter, hinunterschlucken musste: meine Angelegenheiten, unsere Angelegenheiten.

Ade', sei still, tu uns den Gefallen. Ade', es reicht, Himmel noch eins, Ade', lass gut sein, ist angekommen.

»Fühlst du dich nie allein?« Deliverù war noch näher an ihre Doppelgängerin herangerückt, es sah aus, als wollte sie sie küssen.

»Immer.« Sie hatte zur Kamera aufgeblickt, ohne es zu merken, oder vielleicht war auch sie instinktiv Herrin über ihre Spontaneität. »Es gibt Tage, da fühle ich mich mit jedem Message-Signal auf Insta oder Facebook oder WhatsApp noch beschissener, weil ich weiß, dass niemand mir wirklich was zu sagen hat.«

»Nicht mal deine Freunde?«

»Die fühlen sich genauso einsam und schreiben deshalb Schwachsinn.«

»Darüber könntest du doch versuchen zu sprechen, meinst du nicht? Sollen wir zu ihnen gehen und gemeinsam versuchen, mit ihnen zu reden?«

„Annamaria sind die Tränen gekommen."

„Wie süß", antwortete ich. Und dieses Mal versuchte ich, mir diesen Vater, meinen Liebsten, und seine Tochter auf ihrem Sofa vorzustellen. Wer weiß, ob sie sich die Schuhe ausgezogen hatte und er ihre Füße im Arm hielt, oder vielleicht war er es, der mit dem Kopf auf ihren Knien lag, oder vielleicht saßen sie da wie mein Vater und ich, jeder an seine Armlehne geklammert. Denn wir hatten nie das Bedürfnis verspürt, uns zu berühren, er und ich, oder vielleicht wussten wir nicht, wie das geht, fürchteten uns vor dem, was wir in einer Umarmung gefunden hätten, etwas, das es in seinen Küssen für meine Mutter und in meinen Küssen mit Candido nicht gab und das in denen mit Rita oder mit Gabriele zu etwas ganz anderem wurde. Das im Blut jedenfalls leichter zu unterdrücken war als der Bann, den wir uns auferlegten, damit bloß jeder an seinem Platz blieb, er am Tischende und ich zu seiner Rechten.

Nicht einmal an jenem Tag brachte ich es fertig, ihn zu umarmen, erst recht nicht an diesem Tag.

Als Dottoressa Della Penna ihn zu Beginn der neunten Folge hereinholte, fragte sie mich: »Signorina Noch Mehr, seit zwei Monaten sprichst du nicht mehr mit deinem Vater, und heute ist er endlich hier. Willst du ihn nicht umarmen?«

Zum ersten Mal, seit *Hunger* losgegangen war, sendeten wir live. Es wird eine große Überraschung für dich geben, mach dich darauf gefasst, hatte mir der Autor, Dottoressa Della Pennas Ehemann, angekündigt. Aber ich hatte mich an die Übertreibungen gewöhnt, ohne die das Team nicht konnte, an die überzogene Panik wegen einer läppischen Schwierigkeit, die sich stets von allein löste, und keiner redete mehr darüber, an diesen sinnlosen Übereifer, dieses aufgekratzte Getue, als würde man an etwas ganz Großem teilhaben, das inzwischen auch uns Mädchen angesteckt hatte. Sie werden mir ein Kinderfoto von mir zeigen, dachte ich, oder sie haben den Sexualtherapeuten des *Corriere della Sera* angerufen, der mich live interviewen soll.

Auf keinen Fall hätte ich mir vorstellen können, dass die Lichter angingen, die Titelmelodie erklang, die Della Penna zu reden anfing, den Gesprächsfaden der letzten Sendung wieder aufnahm und sich dann direkt an mich wandte: »Fehlt er dir?«

»Wer?«

»Wie, wer?« Und ihn, noch ehe ich etwas erwidern konnte, aufforderte, die Tür zu unserem Gruppentherapieraum zu öffnen. »Signor Rocco, bitte. Erst einmal danke, dass Sie hier sind.«

Er kam herein, ein Kameramann folgte ihm, ein anderer erwartete ihn an der Tür, kniend auf einem weißen Puff für eine Nahaufnahme.

Er trug die schwarze Samtweste, die ihm meine Mutter geschenkt hatte, die Hairstylistin hatte ihm das Haar zurückgekämmt und eingegelt, es glänzte wie seine Lederschuhe, die offensichtlich frisch aus dem Schuhkarton kamen. Seine Wangen waren die alten, sie waren rot, der Maske war es nicht gelungen, die ewige Couperose zu kaschieren, oder vielleicht hatte er sich zumindest gegen das Puder verwehrt.

Er sah die anderen Mädchen an, die Della Penna, mich sah er nicht an, ich konnte den Blick nicht von ihm losreißen, aber machte große Augen wie für die Kamera, ein Gesicht, als wäre ich gerade zum ersten Mal in einem Bett aufgewacht und hätte keine Ahnung, wo ich bin.

Gemäß den Anweisungen eines Drehbuchs, an dem sie offenbar lange getüftelt hatten, hatte der Requisiteur die Mädchen aufgefordert, ihre Stühle zu verlassen und sich im Kreis auf den Boden zu setzen. In die Mitte hatte man zwei Stühle gestellt.

»Bitte, Adele«, forderte die Della Penna mich auf. »Setz dich. Bitte, Signor Rocco, setzen Sie sich.« Dann wandte sie sich an ihre Kamera. »Ich möchte mich nochmals bei Rocco bedanken, dass er unserer Einladung gefolgt ist, denn es gab so einige Unschlüssigkeiten, die Sie zurückhielten, stimmt's, Rocco?«

Mein Vater nickte.

»Besser gesagt, Sie wollten nichts davon wissen«, fuhr sie fort. »Aber nach einem langen Telefonat, für das ich Ihnen ganz besonders danke, haben Sie eingesehen, dass es für Adele, unsere Signorina Noch Mehr, ein fundamentales Bedürfnis ist, sich mit Ihnen auseinanderzusetzen und die Knoten zu lösen, die sie sonst für immer an eine Vergangenheit binden könnten, die sie überwinden muss, um das wunderschöne Leben, das sie erwartet und das ihr zusteht, in vollen Zügen leben zu können. Stimmt's, Adele?«

Er sah mich an, und plötzlich kam mir keiner der kleinen Tricks zu Hilfe, die ich gelernt hatte, um das Gefühl zu haben, ich würde mir die Kameras zunutze machen, damit sie mich nicht ausnutzten.

Ich wich einer Antwort aus. »Ciao, Papa.«

»Ciao, Ade'.« Er hielt die Hände auf den Knien, den Rücken gerade.

»Du siehst sehr elegant aus.«

»Du hingegen scheinst dich ein bisschen gehen zu lassen.«

»Wir tragen hier immer Trainingsanzug.«

»Isst du?«

»Ich versuch's. Ich habe anderthalb Kilo zugelegt, seit ich hier bin.«

»Kotzt du?« Der Kameramann, der auf ihn draufhielt, verkniff sich ein Lachen, wie rücksichtsvoll!, gab er dem Tontechniker mit den Lippen zu verstehen. Der ebenfalls lachte.

»Kommt schon noch vor, ja.«

»Jeden Tag?«

»Nein, viel seltener.«

»Sehr gut.«

»Danke. Die Zwillinge?«

»Denen geht's gut.«

»Mama?«

»Gut.«

Dottoressa Della Penna unterbrach uns: »Rocco, haben Sie die letzte Sendung von vergangenem Donnerstag gesehen?«

Mein Vater nickte wieder. Also war er da. Er war unter diesen sechshunderttausend Menschen.

»Was empfanden Sie, als Adele ihren Schmerz darüber, sich von Ihnen betrogen gefühlt zu haben, auf so berührende Weise zum Ausdruck brachte?«

»Das ist eine alte Geschichte.« Die Stimme eines Kindes, das den heißen Ofen angefasst hat.

»Aber für Adele ist die Geschichte noch immer aktuell.«

»Ach was, alles gut, Dottoressa.« Die Stimme einer Mutter, die diesem Kind verspricht, dass nichts Schlimmes passiert ist, es hat sich nur verbrannt, halb so wild: Ich bin ja da, jetzt tun wir Salbe drauf.

»Wenn alles gut wäre, Signorina Noch Mehr, wärst du nicht hier.«

»...«

»Rocco?«

»Dottoressa.«

»Wollen Sie über Ihre Beziehung mit Rita sprechen?«

»Ich bin seit zweiundzwanzig Jahren mit meiner Frau verheiratet, Dottoressa.«

»Und?«

»Teresa, meine Ehefrau, ist eine wunderbare Frau. Übrigens will ich sie grüßen. Ciao, Tere'.«

»Aber als Rita auftauchte ...«

»Dottoressa, es reicht.« Ich sprang auf, der Stuhl kippte um.

»Ade', lass sie ihre Arbeit machen. Sie ist Ärztin und hat dich schon anderthalb Kilo zunehmen lassen. Das bedeutet, sie ist gut.«

»Danke, Rocco. Können wir dann fortfahren? Wollen Sie uns erzählen, wo Sie Rita kennengelernt haben?«

»Nein, Papa, bitte. Dottoressa, bitte.«

»Adele, du und ich, wir gemeinsam haben doch dank des außergewöhnlichen Weges, den einzuschlagen du den Mut hattest, erkannt, dass dein unersättlicher Hunger nach Liebe von ihm abhängt.«

»Genau, von ihm. Aber was hat dieses arme Ding von Rita damit zu tun?«

»Du bist diejenige, die erzählt hat, du hättest stets das Gefühl gehabt, für deinen Vater die Einzige zu sein, aber als diese Frau auftauchte, sei dir klar geworden, dass du nicht mehr die Einzige bist. Was sagen Sie Ihrer Tochter, Rocco?«

»Ich hatte den Kopf verloren, das kann ich nicht ableugnen.« Er wollte abstreiten sagen, keine Ahnung, wo er dieses Wort herhatte, das ihm fürs Fernsehen passend erschien, er sollte es nie wieder benutzen. »Aber ich habe nie daran gedacht, Teresa und die Kinder zu verlassen, das schwöre ich bei meiner Mutter, und als ich Rita in einer Bar in der Kleinen Stadt begegnet bin, wo …«

»Ich will's nicht wissen«, wieder war ich aufgesprungen und hatte dem Stuhl diesmal einen Tritt versetzt. »Papa, ich will's nicht wissen, Dottoressa, ich will es nicht wissen.«

»Weil es dir zu wehtut?«

»Weil Rita nicht das Problem ist. Und weil ich nicht will, dass mein Vater hier vor allen aus dem Nähkästchen plaudert.«

»Du darfst es und er nicht?«

»Er ist anders als ich.«

»Aber um dir zu helfen, ist er zu allem bereit, sonst wäre er nicht hierhergekommen. Stimmt's, Rocco?«

»Ja.« Er zog ein weiß-blau gestreiftes Taschentuch aus der Westentasche, wischte sich über die Stirn, die Hitze der Scheinwerfer begann, sich bemerkbar zu machen.

Als ich ihn so sah, mit diesem klebrigen, von Schweiß und Pomade getränkten Taschentuch, die andere Hand noch immer reglos auf den ebenfalls in schwarzen Samt gehüllten Knien, als ich ihn so kindlich und verloren sah, und wie er natürlich nicht ableugnen konnte und dennoch entschlossen war zu tun, was er seit jeher zu tun gewohnt war, das Beste, auch wenn die Della Penna nun bestimmte, was das Beste war, und er nur gehorchen musste, als ich seine brennenden Wangen zittern sah, bereit, vor sechshunderttausend Menschen auszupacken, wenn dies das Beste für mich war, hätte ich am liebsten gekotzt, ohne dass ich mir dafür den Finger in den Hals stecken musste.

Und heute Nacht, da ich ihn wieder auf diesem Stuhl sitzen und sich die Stirn trocknen sehe, verstehe ich.

Dass nicht ich die Einzige war.

Er war der Einzige.

Es war nicht die Anmaßung seiner Liebe für mich, die mich zwang, mich allen verfügbar zu machen, ohne mich je jemandem hinzugeben.

Ich, ich war es, die dort drinnen schweben wollte. Im Vaterleib. Um, vermischt mit seinem Blut, den Bann dieser Milch einzusaugen, für die ihm die Alte aus der Milchhandlung keinen Kredit gewährt hatte, als er neun Jahre alt war, und die seine Mutter vielleicht hätte retten können. Um seine Wut einzusaugen, seinen Drang, mehr und noch mehr zu verlangen, die Unmöglichkeit zu bleiben ebenso einzusaugen wie jene fortzugehen.

Es aber dort drinnen zu tun.

Denn solang ich dort drinnen schwebte, waren wir immerhin zu zweit.

Zwei Habenichtse, die alles hatten und damit beim besten Willen nichts anzufangen wussten.

Doch wenn ich nicht dort drinnen war, war ich allein, würde für immer allein sein.

»Dottoressa, was Sie getan haben, ist widerlich.«

»Aber was sagst du denn da, Signorina Noch Mehr?«

»Papa, lass uns gehen. Los, steh auf.«

»Ade', ich bin nicht dein Hampelmann.« Na bitte. Da war sie wieder. Die Wolfsstimme, die Ogerstimme. »Die Dottoressa hat mich überzeugt, hierherzukommen, und jetzt, wo ich hier bin, bleibe ich und tue, was ich für dich tun kann.«

»Tja, ich haue ab.« Ehe irgendjemand mich aufhalten konnte, hatte ich die Tür des Gruppentherapieraums geöffnet und war weg. Am nächsten Tag beim Frühstück wagte keine, über das Vorgefallene ein Wort zu verlieren, bis Dottoressa Della Penna eintrat, um mitzuteilen, die letzten vier Minuten hätten über achthunderttausend Zuschauer bekommen.

»Guckt deiner Meinung nach irgendjemand dieses Zeug?« Der Abspann der ersten Ausgabe der neuen *Adelescenza* lief unter ein paar Backstageaufnahmen, Deliverùs Doppelgängerin, die sich ein Bier aufmachte, ihre Freunde, die auf dem Skateboard im Schulhof herumkurvten. Deliverù, die sich einen Schuh auszog und sich den Fuß massierte.

»Na hoffentlich. Und vergiss nicht, dass immer noch ich dieses Zeug schreibe.«

»Mama.«

»Frida, mein Liebling, was ist.«

»Dein Telefon.«

Ich hatte es stummgestellt und es hörte nicht auf zu vibrieren.

„Ich liebe dich."

„Du fehlst mir."

„Hieda meines Staunens."

„Ich will alle deine Wasser."

Und dann kam ein Selfie von ihm und Annamaria. Sie hatte sich das Haar halb zum Zopf und halb zum Pferdeschwanz gebunden, er drückte sich den Zeigefinger gegen die Stirn, wie um zu sagen, die spinnt. Sie lachten.

„Ich liebe dich, Hieda."

„Wir alle sind die Lieblingssendung von irgendjemand anderem."

„Was soll das heißen?"

„Dass ich für dich nichts weiter bin. Eine Fernsehsendung, in die du ab und zu reinschaltest, wenn du dich zu Hause langweilst."

„Wenn's bloß so wäre. Wenn bloß die Gefahr bestünde, mich mit meiner Frau zu langweilen. Inzwischen leben wir hier im Schützengraben. Der einzige Mensch, mit dem ich am liebsten alles machen würde, sogar mich langweilen, bist du."

Nach dem Sommer zurück in Rom wurde die Lust, uns zu sehen und auszuziehen und anzufassen, sofort durch das vergiftet, was Nicola mir geben wollte, aber nicht zu geben vermochte, durch das, was ich erwartete, und sogar durch das, von dem er fürchtete, ich könnte es nicht mehr erwarten.

»In deinem enttäuschten Blick sehe ich mein Versagen«, wisperte er mir eines Nachmittags ins Ohr, die Tage begannen kürzer zu werden, der Himmel war lila und er in mir. Ich verkrampfte mich.

»Was ist los, Hieda.«

»Ich bitte dich, Nicola. Sei wenigstens bei mir, wenn wir miteinander schlafen.«

»Wessen Augen sind es denn, in die ich schaue?«

»Wenn du dein Versagen und nicht meine Liebe darin siehst, weiß ich nicht, wessen.« Ich machte mich von ihm los und drehte mich auf die Seite.

»Du magst nicht einmal mehr mit mir schlafen. Aber wer will schon mit einem Schlappschwanz schlafen.«

Es wäre an mir gewesen, verbittert und frustriert zu sein. Stattdessen war er es.

»Das Prachtexemplar eines verdeckten Narzissten.« Simona, Anitas Mutter, hatte bei der Diagnose keine Zweifel. Frida und

Anita waren in den Kindergarten gewechselt, wir hatten es geschafft, uns gemeinsam anzumelden, auch Chris war in derselben Gruppe. Wir holten sie von dort ab und gingen mit ihnen in den Park, allmählich brauchten sie uns nicht mehr, um miteinander zu spielen, sie improvisierten Eisenbahnen, gruben Löcher in die Erde, bis eine sich eine Schaufel schnappte und sie den anderen beiden über den Kopf zog: Das ist meine, nein, meine.

»Liebling, entschuldige dich sofort bei Frida.«

»'tschuldigung, Frida.«

»Schön. Wo waren wir stehen geblieben? Das Prachtexemplar eines verdeckten Narzissten.«

»Will heißen? Frida, nein, da nicht, du fällst noch runter.«

»Vielleicht hat er deshalb beschlossen, sich Kindern zu widmen. Er ist der klassische *Puer aeternus*, der antäuscht, täuscht und enttäuscht. Mindestens die Hälfte meiner Patienten ist schon mal einem begegnet.«

»Ehrlich gesagt, auch mein Mann … Chris! Nicht die Erde essen!«

»Mama, Pipi.«

»Oh Gott, Frida, ausgerechnet jetzt?«

»Habt ihr Feuchttücher dabei?«

»Ich habe die Tasche gewechselt und die andere in der Redaktion gelassen …«

»Hier. Kein Wunder, dass er mit seiner Frau keinen Sex mehr hat.«

»Danke. Frida, warte kurz, ich muss dich abwischen. Wie meinst du das, was hat die Frau damit zu tun?«

»Wenn es darum geht, jemanden um den Finger zu wickeln, sind diese Kerle ganz bezaubernd, die fahren alles auf, aber sobald die Beziehung … Anita!«

»Das ist meins.«

»Das stimmt nicht, Chris hat zuerst damit gespielt.«

»Chris, du hast doch zwei davon, warum leihst du Anita nicht eins?«

»Dieses Kind wird glücklich sein, solang es sich selbst nicht sieht.«

»Wer, Chris?«

»Nein, Chris doch nicht. Das ist die Weissagung, die Teiresias den Eltern von Narziss macht, kaum hat Leiriope ihn zur Welt gebracht. Anita, jetzt reicht's aber.«

Nie konnten wir ein Gespräch vertiefen, die Bruchstücke von Vertraulichkeiten verwoben sich mit dem ungetrübten Geheimnis unserer Kinder, die Tag für Tag für Tag größer wurden. Doch auf dem Heimweg entging mir nicht, dass es jemanden gab, der auf Anita und ihre Mutter und auf Chris und ihre Mutter wartete, wir hingegen hätten auch bis zum Anbruch der Dunkelheit im Park bleiben können, auf uns wartete niemand.

Sicher, es gab Nicolas letzten Anruf gegen acht, den er auf seinem Weg nach Hause machte, wo ebenfalls jemand auf ihn wartete. Wenn das Telefon klingelte, während ich Frida gerade in die Wanne setzte oder ihr die Nudeln abgoss und nicht rangehen konnte, war ein Rückruf unmöglich, weil er inzwischen vielleicht schon zu Hause war, also hoffte ich, dass er es noch einmal versuchen würde, nach dem Abendessen, dass er sich hinunter in die Garage stahl oder mir wenigstens eine Nachricht schickte.

Denn wenn seine Worte aus dem Treibsand der Frustration auftauchten, waren sie mir noch immer Bruder, Schwester, Bräutigam und Fridas Vater. Sogar heute Nacht, da sie nicht mehr auf mich warten, ich sie nicht erwarte.

»Und schon ist wieder Weihnachten.« Wie immer feierten wir, die üblichen Verdächtigen, Heiligabend bei Elettra. Tags darauf würden Frida und ich ins Dorf hinunterfahren, doch zu Silvester wären wir wieder zurück, weil Nicola einen Weg gefunden hatte, es mit uns zu verbringen. Auch er war hinunter in seine Kleine Stadt gefahren, doch am Morgen des Einunddreißigsten würde er einen Notfall vorschützen, er hatte ihn sich schon zurechtgelegt, ein äußerst seltener Fall von Elefantiasis bei einem Neugeborenen, die bei der Fruchtwasseruntersuchung und beim morphologischen Ultraschall nicht festgestellt worden war, weshalb es dringend seine Expertise brauchte, und er würde in Rom zu uns stoßen.

»Schon ist wieder Weihnachten«, wiederholte Elettra. »Doktor Attanasio trägt noch immer seinen Ring am Finger, heute Abend wird er bestimmt mit den Schwiegereltern feiern und um Mitternacht dann alle ab in den Gottesdienst.«

»Bei den Schwiegereltern sind sie morgen. Heute sind sie zum Abendessen bei seinen Eltern.«

»Das ändert natürlich alles.«

»Scheiß auf Weihnachten«, sagte Luca.

»Stimmt. War uns schon immer scheißegal«, gaben Elise, Valentina, Davide, Giada, Rodrigo ihm recht. Alle.

»Aber seit Frida da ist, mag ich es, wisst ihr.« Und anders als in den vorigen Jahren, in denen sie zu klein war und ich alles allein gemacht und an ihrer Stelle an den Weihnachtsmann geglaubt hatte, hatten wir dieses Jahr zusammen die Türchen eines Adventskalenders geöffnet, den ihr Nicola geschenkt hatte, jeden Morgen hatten wir ein Prinzessinnenfigürchen darin vorgefunden, heute Schneewittchen, heute Rapunzel, ja, aber wann kommt der Weihnachtsmann? In fünfzehn, acht, sieben Tagen, mein Liebling.

»Bringt er mir ein Riesenkaninchen?«

»Klar.«

»Wann?«

In sechs, vier, drei Tagen, morgen früh.

Nach dem Abendessen bei Elettra gingen wir hinunter, füllten eine Tasse mit Milch, einen Teller mit Keksen und stellten beides unter den kleinen Weihnachtsbaum, den uns ebenfalls Nicola geschenkt hatte und den wir, weil wir keine Kugeln hatten, mit den Prinzessinnenfigürchen geschmückt hatten.

»Warum isst der Weihnachtsmann Kekse?«

»Weil er bestimmt friert und müde ist, der Ärmste.«

»Warum ist er müde?«

»Weil er in einer einzigen Nacht allen Kindern auf der Welt ihre Geschenke bringt.«

»Nur mir ein Riesenkaninchen?«

»Nur dir.«

»Und Anita?«

»Sie hat sich das Schloss aus der *Eiskönigin* gewünscht.«

»Aber wenn sie will, lasse ich sie mit dem Riesenkaninchen spielen.«

Sie hatte es noch nicht bekommen, da überlegte sie schon, es zu teilen: Lieber Weihnachtsmann, sollte es dir durchgerutscht sein, auch für mich ein Geschenk dabeizuhaben, dann bitte ich dich, mach, dass sich Frida, wenigstens Frida, nicht an allem, was sie bekommt, die Finger verbrennt. Das ist ein Gebet, das ich häufig spreche, zum Weihnachtsmann oder wer immer gerade des Weges kommt.

Doch am nächsten Morgen vergrub meine Tochter ihre Nase im Riesenkaninchen und hüpfte und lachte und zog es an den Löffeln, und sie schien mir in Sicherheit, zumindest für diesen Tag. So war es unmöglich, das Kaninchen zu Hause zu lassen, es musste mit ins Dorf. Jeden Abend setzte es sich mit uns an den Tisch, mit den Zwillingen und ihren hellen, freundlichen, ausländischen Frauen, die eine mit einem Fünfmonatsbauch. Mein Vater saß am Tischende, wie immer. Riesenkaninchen ihm gegenüber, links von ihm meine Mutter. Rechts von ihm Frida.

»Wer hätte gedacht, dass du dieses Jahr endlich mal einen Freund mitbringst.«

»Und er ist auch ganz toll mit Frida, Papa, stell dir vor.«

„Hieda, mir fehlt der zweite Zeh deines rechten Fußes."

„Ich habe ein körperliches und existenzielles Bedürfnis, um Mitternacht und die erste Sekunde des neuen Jahres in dir zu sein."

„Hier ist alles unerträglich und gaga."

„Nach den Feiertagen tue ich es, ich rede mit Gemma. Heute Morgen habe ich zu ihr gesagt: Wenn wir zurück sind, müssen wir reden."

„Ich schlendere mit Annamaria durch die Straßen, in denen ich aufgewachsen bin, und denke, dass ich zu Ostern gern mit dir hierherfahren würde. Um mit deinen Augen all das zu sehen, was einmal meins war."

Noch nie hatte er so entschlossen gewirkt.

Und so sah ich anstelle des Riesenkaninchens Nicola dort sitzen, meinem Vater gegenüber, und zum ersten Mal war eine Präsenz in unserer Küche nicht bedrohlich, sondern vielmehr das Versprechen, dass der Tisch, an dem wir Messer und Gabel zu halten gelernt hatten, kein unausweichliches Schicksal ist, und dass die von uns eingenommenen Plätze nicht zwangsläufig Strafen, sondern Wünsche sind.

Es waren unbeschwerte Tage, wie ein Lied voller Refrains, und für mich war all das dieser Präsenz zu verdanken.

»Du siehst wirklich gut aus, Ade'.«

»Es geht mir auch gut, Mama.«

»Das Purzelchen hat Wunder vollbracht. Auch dein Vater ist ein anderer, sobald sie da ist.«

So sehr, dass er während unseres Aufenthaltes nicht einmal im Supermarkt vorbeischaute, um sicherzugehen, dass alles in Ordnung war. Wir wachten auf, frühstückten zusammen, und dann machte ich Frida fertig, steckte sie in dicke Pullover, Schals und Mützchen, und er nahm sie zu einem Bummel über die Hauptstraße mit. Sie gingen bis zur Großen Wiese, kehrten immer mit einem kleinen Geschenk für sie zurück, einem Lutscher, einer Kinderzeitschrift, einem Dreirad, das wie eine Mini-Vespa aussah.

»Papa, übertreib's nicht.«

»Ade', was soll denn schon sein. Sind doch nur Kleinigkeiten.«

»Mit zwei Geschenken pro Woche kriegt man ein Hätschelkind, oder?«

»Zwei pro Tag, und das Enkelchen ist glücklich.«

Am Morgen unserer Abfahrt am dreißigsten Dezember bestanden sie darauf, Frida bei ihnen zu lassen.

»Dann ruhst du dich ein bisschen aus.«

»Fährst zu deiner Freundin.«

Das wäre schwierig gewesen, denn Elettra war nach Birma gereist.

»Danke, aber Frida tut es gut, mit anderen Kindern zusammen zu sein.«

In Wirklichkeit würden wir erst am Abend des ersten Januar, wenn Nicola zu Gemma, Annamaria und Francesco in seine Kleine Stadt zurückkehrte, in die Dolomiten hinauffahren und zu Anitas und Chris' Familien stoßen.

Für den letzten gemeinsamen Jahresanfang vor der Trennung.

Nach dem ersten Silvester mit mir.

Meine Mutter hatte mich mit Einmachgläsern voller Tomatensoße und Fleischklößchen, mit Käselaiben und Waffeln überhäuft.

„Morgen Abend Menü Aus meiner Region, mach dich schon mal bereit", schrieb ich ihm, während der Zug die letzten Tunnel vor der Einfahrt in Rom durchquerte. Normalerweise hatte er mir während dieser Ferien immer sofort zurückgeschrieben, denn er war zwar da, aber auch hier, hier bei mir.

Stattdessen verging eine Stunde ohne Antwort.

Es vergingen, zwei, fünf.

„Dahie, alles in Ordnung?"

„Hieda meines Staunens." Diesmal hatte er umgehend geantwortet.

„Alles in Ordnung?"

„Wie war die Reise?"

„Zwischen dem Gepäck, den Vorräten meiner Mutter und Riesenkaninchen sahen wir aus wie zwei Diebinnen. Aber wir haben es geschafft. Und du?"

„Du bist meine Liebe."

„Warum antwortest du mir nicht?"

„Krieg."

„Was bedeutet Krieg?"

»Mama, gucken wir einen Zeichentrick?«

»Liebling, bist du nicht müde?«

»Will einen Zeichentrick.«

»*Die Schöne und das Biest*?«

»Du mit mir.«

»Immer.«

»Hand.«

»Hier.«

»Telefon weg.«

»Du hast recht. Telefon weg.«

Also spazierte Belle durch ihre Gassen und sang, dass sie von Abenteuern leben wollte, und das immer mehr, aber, ach, es niemanden gebe, der den Grund verstehe, doch ich sang nicht mit wie sonst, ich erklärte Frida nicht, das sei Gaston, ein Bösewicht, das sei Belles Papa, ein komischer Vogel, das sei das gruselige Schloss des Biestes, aber sie müsse keine Angst haben, denn der sprechende Kerzenleuchter und die Uhr seien total lieb, und auch das Biest sei zwar hässlich, aber hätte ein gutes Herz. Was bedeutet Krieg, überlegte ich, was bedeutet Krieg? Und ich ließ meine Tochter allein in dieser Geschichte zurück, während ich allein durch meine schlingerte.

Als sie endlich eingeschlafen war, griff ich wieder zum Telefon. Er hatte nicht geantwortet.

„Was bedeutet Krieg?", schrieb ich noch einmal.

„Ich mache mir Sorgen."

„Dahie."

„Nicola, ich bitte dich."

„Arschloch."

„Nicola."

„Wenn du nicht antwortest, rufe ich gleich deine Frau an und frage sie, ob du tot bist."

„Hieda, hier bin ich."

„Was bedeutet Krieg?"

„Wir haben übel gestritten, leider vor Annamaria und Francesco. Und dann habe ich deine Nachrichten gelesen, die mich endgültig gehäutet haben."

„In den Abendnachrichten wurde nicht erwähnt, dass Nicola und Gemma Attanasio übel gestritten haben, das konnte ich nicht ahnen, entschuldige."

„Du musst dich nicht entschuldigen, Geliebte."

„Wie ist es jetzt?"

„Danach haben wir *Mercante in Fiera* gespielt und versucht, die Kinder zu beruhigen. Annamaria hat mich vor dem Schlafengehen umarmt, als wollte sie mir die Luft abdrücken. Oder mir vielleicht ihre geben."

„Warum habt ihr gestritten?"

„Ich mag dir nicht mein Elend bringen, allenfalls meine alten Tränen."

„Warum habt ihr gestritten?"

„Gemma wollte zu einem Fackelzug gehen, ich hatte keine Lust, daraufhin sagte sie, dass sie inzwischen sowieso unsichtbar geworden sei, und dann hat sie Annamaria mit reingezogen, das hat sie noch nie getan. Sie meinte zu ihr: Weißt du, dass Papa sich mit uns nicht mehr wohlfühlt, weißt du, dass wir ihm auf die Nerven gehen?"

„Das tut mir leid."

„Als wir wieder allein waren, habe ich ihr einen Waffenstillstand vorgeschlagen, zumindest bis dieser Urlaub vorbei ist."

„Und sie?"

„Ist einverstanden. Sie sagte, sie fände es schön, wenn wir den morgigen Abend zu zweit verbrächten, nur sie und ich, aber wenn es mir lieber wäre, könnten wir zur Silvesterparty ihrer Schwester gehen, da werden auch alte Kumpels von meinem Gymnasium sein."

„Wann sagst du ihr, dass du fahren musst?"

„Hieda meines Staunens."

„Nicola."

„Ich liebe dich."

„Du wirst es ihr nicht sagen, stimmt's?"

Er sagte es ihr nicht und blieb dort, denn wäre er nach Gemmas Szene abgehauen, hätte er seine Kinder etwas Finsterem überlassen, das sich nicht deuten ließ, so wie ich es getan hatte, als ich Frida dem Schloss des Biestes überließ. Er sagte es ihr nicht, weil Annamaria ihn mit dieser Umarmung angefleht hatte, bleib, er sagte es ihr nicht, weil zwischen ihm und mir nicht die Silvesternacht auf dem Spiel stand, sondern die Zukunft, und wenn die Zukunft im Spiel ist, muss man sich behutsam und vorsichtig bewegen, nur Möchtegern-Aufstände entzünden sich an einer zornigen Inszenierung.

„Aber wenn Blumen wachsen, machen sie kein Geräusch."

Diesmal war ich es, die ihm nicht antwortete. Nicht einmal, als er mir eine Sekunde nach Mitternacht schrieb, es gebe kein Bild und kein Geräusch und keinen Geruch des vergehenden Jahres, das ihm nicht von uns erzählte, während Frida wie heute Nacht neben mir schlief, im Dunkeln, das einzige Licht war das des laufenden Fernsehers, ich kratzte den Behälter mit den Fleischklößchen meiner Mutter aus und Amadeus wiederholte, Hurra, Hurra. Zweitausendzwanzig wird ein magisches Jahr. Unvergesslich.

War es in jener Nacht, als Albano und Romina, zu der Gelegenheit wieder vereint, *Felicità* anstimmten, dass ich beschloss, ihn zu verlassen?

Oder war es, als ich zu den anderen Müttern in die Berge fuhr und es mich, während ich die Polenta für Frida schnitt, plötzlich überkam, mich bei ihr zu bedanken, weil sie mich, gelb und weich, wie sie war, daran erinnerte, dass die Dinge existieren und nicht existieren, die Menschen da sind und nicht da sind?

Wären wir doch in der Lage, jene, die die Gelegenheit hatten, uns zu verletzen, ebenso zu verlassen wie jene, die nur die Zeit hatten, uns lieb zu haben: mit einem klaren, entschiedenen Schnitt – in den Ferien habe ich einen Jungen kennengelernt, er heißt Gabriele, tut mir leid, Candido.

In mir drin begann ich, Nicola zu verlassen, als Albano und Romina sangen, als ich mich bei der Polenta bedankte. Ich verließ ihn auch, als er aus seiner Kleinen Stadt zurückkehrte und wir erneut für zwei Tage in den Agriturismo fuhren, diesmal aber bat ich meine Eltern, heraufzukommen, und Frida blieb bei ihnen, denn: Wir liebten uns auch, während wir schliefen, unsere Körper suchten einander mit der Gier der ersten Tage, doch ich verließ ihn bereits, meine Tochter hatte mit dieser Geschichte nichts mehr zu tun, sie würde nie mit ihm lesen lernen, wie ich es mir im morgendlichen Halbschlaf so oft ausgemalt hatte, und deshalb musste ich sie raushalten. Ich verließ ihn, als ich ihm ins Ohr flüsterte, ich werde dich nie verlassen, und er zu weinen begann, er putzte sich mit meinem

T-Shirt die Nase, ich bin eine Sackgasse, sagte er immer wieder, eine Sackgasse. Ich verließ ihn jedes Mal, wenn er mich auf dem Weg nach Hause anrief und ich nicht rangehen konnte, ich zerquetschte Läuse in Fridas Haaren oder zog ihr den Schlafanzug an oder hatte gerade angefangen, zu Abend zu essen, ich verließ ihn jedes Mal, wenn ich seinen Anruf verpasste und ihn nicht zurückrufen konnte.

Der Himmel färbt sich allmählich rosa, ein weiterer Krankenwagen fährt vorbei, der Nachhall seiner Sirene mischt sich sogleich mit der des nächsten.

In mir drin verließ ich ihn und wartete trotzdem weiter. Dass er mich anrief, dass er mir schrieb, mich berührte, mich erfüllte. Mich aushungerte.

Bis jedoch, während der Februar verging, er der Erste war, der mich warnte.

„Dieses Virus ist etwas Ernstes."

„Das, was in China grassiert?"

„Es verbreitet sich auf der ganzen Welt."

„Du machst mir Angst."

„Ich war gerade zu einer Visite im Krankenhaus, und alle sind völlig panisch. Das ist nicht einfach eine Grippe, Hieda."

„Und was passiert jetzt?«

Es passierte, dass alles dichtmachte.

Die Tore des Kindergartens, die Drehkreuze der Redaktion, die Fernsehstudios.

Ab morgen, was inzwischen heute ist, die Haustüren.

Es passierte, dass die Welt draußen und die Menschen drinnen bleiben müssen.

Jeder in seinen vier Wänden.

Meine Eltern in unserem Reichenhaus.

Anitas Mutter mit Anita und ihrem Mann, Chris' Mutter mit Chris und ihrem Mann.

Deliverù im Zimmerchen ihrer YouTube-Videos.

Elise mit Valentina, Davide mit Giada, Luca mit der neuen Regisseurin von *L'Adelescenza*, seit ein paar Monaten schlafen sie zusammen, Rodrigo allein.

Es passierte, dass Elettra herunterkam, während Ministerpräsident Conte gerade mit seiner Bekanntmachung begann, sie klopfte dreimal, ich öffnete ihr, gemeinsam hörten wir zu.

Es passierte, dass ich es getan habe, ich habe nicht einmal darüber nachgedacht, ich habe es getan und basta, ich bat Elettra, kurz auf Frida aufzupassen, und rief ihn an.

»Hallo.«

»Dahie.«

»Ich sitze gerade beim Abendessen, aber Sie stören nicht.«

»Ich musste nur deine Stimme hören.«

»Ist der Husten trocken?«

»Ab morgen können wir uns nicht mehr sehen, hast du verstanden? Und sie sagen uns nicht mal, für wie lange.«

»Um eine Diagnose zu stellen, müssen wir mindestens zwei Tage warten. Wenn das Fieber heute Nacht steigt, ein Paracetamol-Zäpfchen.«

»Bist du eine Karikatur, Nicola? Sag mir, dass du Witze machst.«

»Machen Sie sich keine Sorgen.«

»Nicola.«

»Wir sprechen uns morgen.« Dann, die Stimme voller Watte: »Ich liebe dich.«

Papa, Papa Papa.

Es passierte, dass die primitive, unausweichliche Liebe, Diebin und Heilige meines Lebens, mit diesem Telefonat endete, und zwei Stimmen drängten sich beharrlich zwischen unsere, um seine Aufmerksamkeit zu erlangen.

Papa, Papa.

Eine der beiden Stimmen war weiblich.

Mein kleines Mädchen, mein Sternchen, Fischchen, Wellensittich, gemeinsam erfinden wir unser Leben, du und ich … Wieder habe ich dieses Liedchen im Mund, ich hatte es ihr nicht mehr vorgesungen, seit sie meinen Bauch, unser Schweben, verlassen hat.

Die Welt hat Fieber, und bis es vorübergeht, werden wir eine Weile hierbleiben, ich und du, habe ich ihr erklärt, während ich ihre Arme kraulte, damit sie einschlief. Schön, immer mit Mama zusammen zu sein, hat sie gesagt, während ihr die runden Augen zufielen.

Bald wird sie sie wieder aufschlagen und dieser Tag ohne Kindergarten wird tatsächlich beginnen, ohne Nicola, ohne Läden, ohne Park, ohne Anita und Chris. Ohne Nicola.

Wie sollen wir uns dieses Leben erfinden, Wellensittich?

Wenn du aufwachst, könnte ich dich trotzdem anziehen, dir den kleinen Rucksack aufsetzen, aus der Wohnungstür gehen, wieder hereinkommen und so tun, als wäre ich die Lehrerin-Mama, bis nach dem Mittagessen, dann Mittagsschläfchen, und am Nachmittag kommt Mama wieder und basta.

Oder wir könnten so tun, als ob die Welt, die draußen Fieber hat, hier drin jeden Tag zum Planeten einer anderen Prinzessin wird, Belle, Arielle, Schneewittchen, und wir verkleiden uns als sprechende Kerzenleuchter, Krabben, Zwerge.

Oder ich könnte mir einen Babysitter suchen, der in der Nähe wohnt, morgens zu Tante Elettra hinaufgehen, und wir organisieren einen kleinen illegalen Kindergarten mit deinen Freunden bei uns zu Hause.

Unser Zuhause: wie seltsam, Wellensittich. So habe ich diesen Ort noch nie genannt. Ich habe immer geglaubt, er wäre ein Floß, ein Lager, eine Etappe, um zu jenem Geheimversteck zu gelangen, das jeder Planet seiner Prinzessin verspricht und das sich Mein Zuhause nennt.

Erinnerst du dich noch an den Doktorfreund? Der mit der Praxis, wo das Bananensofa stand, der, der uns zu den Enten und den kleinen Pferden mitgenommen hat. Als das Telefon klingelte und du mich lachen und diese dummen Gesichter machen sahst, habe ich mit ihm gesprochen, weißt du? Weil ich glaubte, er und niemand anders wäre mein Geheimversteck.

Ich habe mich geirrt.

Wellensittich, werden wir immer allein an unserem Tisch sitzen, ich und du? Vielleicht. Werden wir uns nebeneinandersetzen oder einander gegenüber? Wie es gerade kommt, ich fände es großartig, wenn keine von uns beiden einen festen Platz hätte.

Was werden wir mit dem dritten Stuhl machen, mit diesem Stuhl, auf dem jemand sitzen sollte und der vielleicht für immer leer bleibt, was wirst du damit machen?

Wie wirst du ihn füllen?

Verzeih mir, ich habe es nicht geschafft, dir jemanden zu geben, der sich mit uns zusammen an den Tisch setzt.

Aber wenn ich darauf gewartet hätte, ihn zu treffen, um dich zur Welt kommen zu lassen, wärst du auf dem Mond geblieben, ich und du hätten uns niemals kennengelernt.

Ich wäre nicht in einem durchnässten Bett aufgewacht, in jener Nacht Ende November, drei Wochen vor deinem Geburtstermin.

Ich hätte nicht Tante Elettra angerufen, um sofort ins Krankenhaus zu rasen.

Ich hätte nicht dreizehn Stunden lang gepresst und gepresst und noch mehr gepresst.

Ich dachte, ich würde sterben, stattdessen wurdest du geboren.

Bis ich dich schreien hörte, auch wenn es mir nicht schien, als würdest du weinen, weißt du?

Mir schien es, als würdest du mich rufen.

Wo bist du?, schienst du zu fragen.

Ich bin hier, habe ich geantwortet, kaum hatte ich dich endlich bei mir.

Ich bin hier.

Kaum hielt ich dich in den Armen, wurden wir schon getrennt, die Hebamme durchschnitt die Nabelschnur.

Was habe ich dich gezwungen einzusaugen, als du dort drin warst?

Was werde ich dich verdonnern einzusaugen, jetzt, wo du hier bist?

Schon eine ganze Nacht lang frage ich mich das, doch während die Hebamme uns trennte, fragte ich mich das nicht, nein, ich bekam nur entsetzlichen Hunger.

Hunger auf Schinken.

Im Zimmer warteten bereits die Großeltern auf uns: und rate mal! Oma hatte doch tatsächlich ein Schinkenbrötchen in der Tasche.

»Als ich schwanger war, hatte niemand solche Anwandlungen«, sagte sie zu mir. »Aber neulich hat Barbara d'Urso diese schnuckelige Schauspielerin interviewt, die aus dem Film mit Terence Hill, die ist gerade schwanger und hat gesagt, endlich habe sie das Gefühl, sich als Frau verwirklicht zu haben, sie vermisse nichts, nur Schinken und Sushi.«

»Wie man diese bunten Röllchen für was Essbares halten kann, ist mir ein Rätsel«, sagte er.

Der erste Mann, der dich im Arm gehalten hat, war derselbe, der mich als Erster im Arm gehalten hat, stell dir vor.

Er schaute dich an, wie er noch nie etwas angeschaut hatte.

Als würde das, was er sah, ihm genügen.

Du genügtest ihm, du absolutes Mutterkind eines allzu absoluten Vaterkindes.

Hätte er mich, als ich geboren wurde, so angesehen wie dich, statt vor der Krankenschwester den Kopf gegen die Wand zu schlagen, weil ich kein Junge geworden war, wäre dieser dritte Stuhl heute vielleicht nicht leer.

Wer weiß.

Tatsache ist, mein Wellensittich, dass dieser Mann Tag für Tag für Tag zu lieben gelernt hat.

Wie alle.

Ich beispielsweise: Hättest du es mir nicht beigebracht, wüsste ich nicht, was es bedeutet.

Da sein zu wollen, auch wenn und gerade weil es diesen anderen Menschen gibt.

Die unmenschliche und dennoch unabdingbare Mühsal, da zu sein.

Das hätte mir sofort klar werden können, doch wie sollte es mir klar werden, seit neun Monaten war mir gar nichts klar.

Mir hätte sofort klar werden können, was mir jetzt klar ist, nach dieser vierzig Jahre langen Nacht.

Du warst es, die mir ans Blut klopfte, nicht der Doktorfreund. Doch die schlechte Angewohnheit, einem Mann die Hauptrolle zu geben, wird man nur schwerlich los.

Und ich dachte, er wäre es, der Adele Dick und Adele Dünn den Kampf ansagte.

Stattdessen rief er sie zwar, aber nur, um sie zu überreden, an ihre Plätze zurückzukehren, wo ein voller Teller ein leerer Teller ist, es macht keinen Unterschied.

Schade nur, dass du mir bereits ein Schnippchen geschlagen hattest.

Du hattest beiden ein Schnippchen geschlagen, der Dicken und der Dünnen.

Aber nicht, weil eine Frau sich mit der Mutterschaft endlich selbst verwirklicht und so weiter und so fort. Schön wär's, könnte ich mich so sehen. Als Frau.

Ich habe alles darangesetzt, und eines Tages werde ich dir davon erzählen, um bloß nie in das Alter zu kommen, das Opa und Oma für mich wohl immer haben werden.

Das Alter eines Menschen, der nachsehen gehen muss, ob er die Autoscheinwerfer angelassen hat, das Alter eines Menschen, der lieber keine Fragen stellt, nimm doch noch eine kleine Portion Nudeln. Platsch.

Alles habe ich darangesetzt, um nie in dieses Alter zu geraten – ich bin ihm einfach nicht gewachsen, ich würde alles falsch machen, was man sagen darf und was man nicht sagen darf, die Absichten, die Sorgen, alles.

Und weil du mich kennst, schlägst du die Augen auf und verlangst Milch, du machst sie zu und verlangst Hand, Märchen, Zeichentrick, mehr, mehr, noch mehr, und fragst immer mich, nur mich, Schuhe, Kleidchen, das nicht, das ja, warum is' die Ampel grün, warum is' sie rot, warum wird's dunkel, gib mir einen Kuss, mir, nur mir, immer nur mir. Aber das Platsch-Alter, das verlangst du nicht von mir.

Ich fürchte, um ein Paar zu sein, braucht es dieses Alter – der Doktorfreund und seine Frau haben es –, für die Liebe hingegen genügt es, drei Jahre alt zu sein, neunzig geht auch. Um ein Kind zu planen, braucht man es, um eines zu haben, nicht.

Was es dazu braucht, weiß ich nicht, aber wenn du mir versprichst, dass man um das Platsch-Alter herumkommen kann, verlasse ich mich drauf.

Du hast der Dicken und der Dünnen nicht dadurch ein Schnippchen geschlagen, indem du die Füßchen auf den Boden gestemmt und gesagt hast, jetzt reicht's, ihr habt ausgedient, man wird erwachsen, wie es ein Mann tun könnte, der mich ganz für sich haben möchte. Aber du hast sie auch nicht angefleht zu bleiben, wie es der Doktorfreund getan hat.

Du bist gekommen und hast mir das Schnurende des großen Bauchnabels in die Hand gelegt: Du hast mir ein Mädchen gegeben, dessen Hunger es zu stillen galt.

Mich von einem Mann aushungern zu lassen habe ich vierzig Jahre lang gespielt.

Dieses Spiel hingegen ist völlig neu für mich, ich weiß nicht, was es zu gewinnen und was zu es verlieren gibt, manchmal beschleicht mich das Gefühl, du wirst mich irgendwann aufessen, um deinen Hunger zu stillen, und dann klammere ich mich mit der anderen Hand noch immer an das Schnurende des kleinen Bauchnabels …

Doch das Ende des großen Bauchnabels werde ich niemals loslassen.

Niemals, Wellensittich.

In vierzig Jahren, wenn du eines Nachts nicht schlafen kannst, weil die Liebe dich betrogen hat und du begreifen musst, an welchem Punkt sie damit anfing, denkst du vielleicht an mich zurück, an uns beide zusammen. In der Nacht könnte ich dir wie Ursula vorkommen, die Böse aus *Arielle*, halb Hexe und halb Riesenkrake, halb Mutter und halb Tochter, wie ein Monster eben.

Aber heute, an diesem stillen Morgen, an dem die Straßen ebenso leer sind wie der Himmel, könnten diese Nabelschnüre, statt zwangsläufig von Wasser umgebene Tentakel, ebenso gut die Schnüre zweier Drachen sein, nicht wahr?

Die, gerade weil sie am Ende fest miteinander verknotet sind, hinfliegen können, wo der Wind ihnen am freundlichsten erscheint.

Lass uns dieses Leben gemeinsam erfinden, lass uns gemeinsam eine Methode erfinden, um in der Luft zu schweben, auch wenn uns die Luft einmal wegbleiben sollte.

Wie mir vor einem Jahr, im Wartezimmer des Doktorfreundes. Hätte ich das Platsch-Alter, dürfte ich dir das auf keinen Fall erzählen … dass ich von dir so in Beschlag genommen war, so verloren und erschöpft, dass ich mir ausmalte, ich könnte zu dem Moment zurückkehren, als Tante Elettra mir das Ticket nach Alicante schenkte. Und es zerreißen. Doch vielleicht ist das Geheimversteck jener Ort, an dem es am Ende keinen Unterschied macht, ob man hier sagt oder da denkt.

Denn nichts bietet Schutz, wenn es uns keiner Gefahr aussetzt.

Recht zu raten, schlecht zu raten.

Das Leben zu erfinden.

Die Liebe zu lernen.

Und so sollte ich seit jenem Tag Ende November auch mein Versteck haben.

Ich habe es.

Es ist unser Zuhause, Wellensittich, es sind wir.

Ich sage es dir noch einmal und werde es dir immer sagen: Ich bin hier.

Selbst wenn ich einmal dort sein will, werde ich hier sein.
Um uns recht und schlecht zu erraten.
Unser Leben zu erfinden.
Die Liebe zu lernen.
Mich schützen zu lassen, während ich dich schütze.
Vor meinem Hunger, vor deinem Hunger.
Vor dem Fieber der Welt, vor dem Fieber, auf der Welt zu sein.
In dieser ewigen Adoleszenz.

Nachweis

»Es vermag den Schrecken zu stillen, Schmerz zu beheben, Freude einzugeben und Rührung zu mehren …«

Gorgias von Leontinoi: Lobpreis der Helena. Übers. v. Thomas Buchheim, Hamburg 1989, Fragment 11; S. 9

Die Drucklegung erfolgte mit freundlicher Unterstützung durch
die Abteilung für deutsche Kultur in der Südtiroler Landesregierung.

AUTONOME PROVINZ BOZEN SÜDTIROL
PROVINCIA AUTONOMA DI BOLZANO ALTO ADIGE
Deutsche Kultur

Mit freundlicher Unterstützung des Ministero degli Affari Esteri e
della Cooperazione Internazionale, Rom.

TransferBibliothek CLXXII

Die Originalausgabe ist 2021 unter dem Titel *Il grembo paterno* bei Giangiacomo Feltrinelli Editore in Mailand erschienen.

Umschlagmotiv: © Elise_E/shutterstock.com/

Lektorat: Eva Maria Kronsteiner, Katharina Österreicher
Korrektorat: Joe Rabl

Grafische Gestaltung: Cover: ZERO Werbeagentur, München; innen: Dall'O & Freunde, Lana
Druckvorbereitung: Typoplus, Frangart
Printed in Europe

ISBN 978-3-85256-875-1

www.folioverlag.com

E-Book ISBN 978-3-99037-141-1